儿科常见疾病临床诊疗实践

邹国涛　主编

中国纺织出版社有限公司

图书在版编目（CIP）数据

儿科常见疾病临床诊疗实践 / 邹国涛主编. -- 北京：
中国纺织出版社有限公司，2022.7
ISBN 978-7-5180-9574-2

Ⅰ．①儿⋯　Ⅱ．①邹⋯　Ⅲ．①小儿疾病—常见病—诊
疗　Ⅳ．①R72

中国版本图书馆 CIP 数据核字 (2022) 第 092362 号

责任编辑：傅保娣　　责任校对：高　涵　　责任印制：王艳丽

中国纺织出版社有限公司出版发行
地址：北京市朝阳区百子湾东里 A407 号楼　邮政编码：100124
销售电话：010—67004422　传真：010—87155801
http://www.c-textilep.com
中国纺织出版社天猫旗舰店
官方微博 http://weibo.com/2119887771
三河市延风印装有限公司印刷　各地新华书店经销
2022 年 7 月第 1 版第 1 次印刷
开本：787×1092　1/16　印张：10.5
字数：220 千字　定价：78.00 元

凡购本书，如有缺页、倒页、脱页，由本社图书营销中心调换

《儿科常见疾病临床诊疗实践》编委会名单

主　编

邹国涛　重庆医科大学附属永川医院

副主编

吕　杨　重庆医科大学附属永川医院

潘云波　重庆医科大学附属永川医院

李世玲　重庆医科大学附属永川医院

曾　仙　重庆医科大学附属永川医院

陈沁竹　重庆医科大学附属永川医院

编　委（按姓氏笔画排序）

王英娟　重庆医科大学附属永川医院

张周静　重庆医科大学附属永川医院

陈红燕　重庆医科大学附属永川医院

胡　蓉　重庆医科大学附属永川医院

殷　琴　重庆医科大学附属永川医院

高成洪　重庆医科大学附属永川医院

前　言

　　儿童是祖国的希望，他们的健康成长关系着民族和国家的未来。随着经济的发展和人民生活水平的大幅提高，人们对健康的认识和要求也有了很大改变，尤其是儿童，不仅要身体健康，还要心理健康。然而，儿童不是成人简单的缩小，无论是保健，还是疾病的治疗和护理，都与成人有很大的不同，需要备加呵护。进入 21 世纪以来，科学技术突飞猛进的发展带动了医学科学的发展。儿科医学同样取得了很大的发展，儿科分科、分专业越来越细，对疾病诊断和治疗的新理论及新技术不断更新，鉴于此，我们结合临床实践并参考大量国内外文献，编写了这本内容简洁、实用性强、以临床诊断和治疗为主的儿科医学专著。

　　本书共十章，内容涵盖新生儿疾病、儿科急诊及内分泌系统疾病、儿科神经系统疾病、儿科消化系统疾病、儿科肾脏疾病、儿科心血管系统疾病、儿科呼吸系统疾病、特殊儿童的康复与训练、儿科危重症护理及儿童保健。对儿科常见病、多发病的诊断与治疗做了较为系统的阐述。本书论述严谨，结构合理，条理清晰，内容丰富，不仅能为儿科诊疗提供翔实的理论知识，还能为当前的儿科诊疗技术与临床实践相关理论的深入研究提供借鉴。

　　本书编写过程中，参考和借鉴了一些学者和专家的观点及论著，在此向他们表示深深的感谢。由于水平和时间所限，书中难免会出现不足之处，希望各位读者能够提出宝贵意见，以待进一步修改，使之更加完善。

编者

2022 年 4 月

目　录

第一章　新生儿疾病

第一节　高危新生儿与新生儿窒息

一、高危新生儿

高危妊娠包括高危孕产妇和高危婴儿两个方面,高危因素有可能是固定的或动态的。具有高危因素的胎儿和新生儿,只有一部分出现了相应的疾病,但高危儿的发病率和病死率都远超正常的新生儿。另外,由于高危因素的存在,有些疾病可能出生后就立即表现出来,而有些疾病往往在出生以后的数天才表现出来,所以对高危儿的监测不仅仅在产前和分娩中,在出生后还要继续监测,及时发现问题,并采取相应的措施。

（一）病因

孕妇的年龄>40岁或<16岁,孕周<37周或>40周。新生儿出生体重<2.5 kg或>4.0 kg,新生儿Apgar评分1 min<3分,5 min<7分。既往有异常分娩史、死胎、死产、流产史;妊娠期有异常情况,妊娠早期有出血,并患有妊娠高血压综合征、心脏病、肾功能不全、糖尿病等疾病;母亲有不良嗜好。

1.胎儿方面的问题

低出生体重儿,小于胎龄儿,宫内发育迟缓,过期产,胎心频率和节律异常,小儿脐带脱垂、脐带绕颈、打结。出生体重与妊娠周龄有偏离者;多胎妊娠,两次妊娠间隔小于半年者;有剖宫产者,前置胎盘或胎盘早剥,新生儿有贫血或窒息。

2.新生儿方面的问题

持续性或进行性的呼吸窘迫、发绀、呼吸节律不整、反复呼吸停止;心律失常;全身苍白水肿,出生24 h内出现黄疸;意识异常并伴有反应差,惊厥;体温不升,面色发灰,不吸吮;严重先天畸形,如先天性心脏病、食管气管瘘、膈疝等疾病。

3.分娩过程中的问题

剖宫产儿,先露异常,臀位,横位,胎头吸引术,产钳助产术,宫缩无力滞产。羊水过多或过少,胎盘脐带有畸形者,孕产妇有感染,胎膜早破超过24 h者,新生儿有感染的可能性大幅提高;分娩过程中的高危因素,如胎儿宫内窘迫、脐带脱垂、产程异常。

4.其他方面的问题

（1）既往异常妊娠史,胎儿畸形、新生儿死亡和血型不合。

（2）异常生产史难产史,阴道难产史,臀位分娩史。

（3）孕产妇本人及亲属中有遗传病史,孕产妇暴露于物理化学因素或者服用致畸药物。

（二）临床表现

（1）围生期窒息，1 min 及 5 min Apgar 评分＜7 分。

（2）呼吸急促，＞60 次/分，常伴呼吸困难，三凹征阳性，呼吸节律不规则并伴呼吸暂停，皮肤发绀者。

（3）新生儿表情淡漠、易激惹，甚至惊厥，前囟平紧或隆起者。

（4）存在低血压者，伴有出血、失血表现。

（5）先天性畸形需要急症手术者，如食管气管瘘、膈疝、大血管错位。

（6）出生后 24 h 内出现黄疸，母子血型不合者。

（7）频繁呕吐，出生之后 24 h 未排便者。

（8）体温不升或高热者。

（9）早产儿、小于胎龄儿、大于胎龄儿、过期产儿。

（10）不同类型的婴儿由于生理基础不同，产生的高危病症也有所不同。

（三）高危胎儿的监护

1.先天畸形的产前诊断

出生缺陷是指胎儿在母亲的子宫内出现了发育异常，轻微畸形对身体影响不大，严重畸形可致新生儿死亡或留下终身残疾。

2.产前诊断的指征

在胎儿发育的过程中通过直接和间接的方法了解胎儿的健康发育情况，有无遗传代谢疾病或先天畸形，确定后可采取早期干预措施。

3.有创的监测手段

羊水细胞监测，妊娠 16~20 周时，采用羊膜腔穿刺术抽 20 mL 羊水，进行染色体核型检查。妊娠早期可应用绒毛活检术，进行细胞培养和染色体核型分析。还可以经皮采脐血 2 mL，检测胎儿血友病、血红蛋白异常。目前，妊娠中期可使用胎儿镜采皮肤标本，诊断遗传性皮肤病。

4.无创监测手段

B 超诊断的特点一是安全，二是可以重复进行，如先天性神经管缺陷的筛查、先天性心脏病的筛查。磁共振成像（MRI）可用于脑瘤的筛查。

有关胎儿的监测正在逐步开展，如胎儿生长发育监测、胎儿宫内储备力测定、胎儿胎盘功能测定。

二、新生儿窒息与复苏

新生儿窒息是因胎儿在宫内或分娩过程中缺氧引起的生后 1 min 内不出现自主呼吸，并伴有呼吸循环障碍的紧急状态。

（一）诊断

1.病史

存在影响胎儿宫内血液循环和气体交换的因素，如孕妇慢性疾病、胎盘胎儿异常、产程异常等。

2.有宫内缺氧的证据

如胎动明显增强；胎心率＞160次/分；晚期胎动明显下降甚至胎心率＜100次/分，心律不规则；胎心监护存在晚期减速或变异减速；胎粪污染羊水等。

3.临床表现

可依据生后1 min内的Apgar评分将其临床表现分为轻度和重度窒息，0~3分为重度，4~7分为轻度，8分以上为正常，满分10分。

4.实验室检查

（1）血、尿、大便常规：红细胞数升高，血小板数下降，蛋白尿及管型尿，大便隐血试验阳性。

（2）血液生化检验：低血钙，低血糖，高胆红素血症，代谢性酸中毒及呼吸性酸中毒，血尿素氮（BUN）、肌酐升高，心肌酶升高。

（3）X线检查：胸部平片可见吸入性肺炎，严重窒息者立位腹部平片可见坏死性小肠结肠炎表现。

（4）心电图检查：可见心动过缓、心肌传导阻滞、T波低平或倒置等改变。

（5）超声心动图检查：可见持续胎儿循环改变。

（6）头颅超声、CT、MRI等相关检查：可提示缺氧缺血性脑病、颅内出血等表现。

（二）治疗

1.保持气道通畅（A）

争取在新生儿第一次呼吸前吸净呼吸道内羊水、胎粪等分泌物。

2.建立呼吸（B）

进行触觉刺激（如拍打足底、按摩后背等），刺激无效可给予气囊面罩加压给氧或气管插管。气管插管指征：①胎粪吸入需要行气管内吸引；②气囊面罩加压给氧无效；③需要长时间加压给氧进行人工通气；④疑有膈疝时。

3.保证正常的血液循环（C）

在实施相应的人工通气30 s后，若心率仍低于80次/分，则应进行胸外心脏按压。

4.药物治疗（D）

适用于气管插管配合心脏按压后30 s，心率仍低于80次/分者。

（1）肾上腺素：1∶10 000，0.1~0.3 mL/kg静脉注射或气管内滴入，必要时5 min后可重复1次。

（2）碳酸氢钠：在保持通气良好的情况下，可应用5%碳酸氢钠每次2~3 mL/kg，用葡萄糖注射液稀释1.5倍后静脉推注。注意复查血气分析。

（3）伴有血容量低下者，给予血浆或全血10 mL/kg静脉滴注。

（4）纳洛酮：母亲分娩过程中应用麻醉药引起新生儿呼吸抑制者，给予纳洛酮0.1 mg/kg静脉注射。

（5）血管活性药物：常用多巴胺和多巴酚丁胺，注意依据不同的治疗目的合理调整输注速度。

5.密切监护、评估

监测呼吸、心率、血压、意识反应、体温等生命体征。监测血气及血液生化指标。

6.对症处理

对出现惊厥、低血糖等症状者给予相应对症处理。

（李世玲）

第二节　新生儿黄疸

一、概述

（一）新生儿胆红素代谢特点

新生儿在出生时的脐血胆红素浓度为 17~51 μmol/L（1~3 mg/dL）。出生后 2~4 d 胆红素浓度明显上升，以后再逐渐下降。其代谢与一般小儿不同。

1.胆红素生成过多

主要是新生儿红细胞寿命较短（70~90 d，成人 120 d），破坏增快，由于胎儿血氧分压较低，头皮血 PO_2 约为 2.13 kPa（16 mmHg），此时的红细胞值很高，出生后改为肺呼吸，血氧分压突然增高，而过多的红细胞很快破坏，致使胆红素产生增多。这种胆红素是脂溶性的，称为非结合胆红素（又称间接胆红素），一部分附着于血清白蛋白，另一部分是游离的。

2.肝细胞处理胆红素能力差

非结合胆红素进入肝脏后，与肝细胞的 Y 或 Z 受体蛋白结合，运载至细胞的光面内质网，形成水溶性的结合胆红素。但由于新生儿在出生时 Y 蛋白含量极少，Z 蛋白的作用又较弱，因此肝细胞摄取非结合胆红素的能力不足，累积起来，发生黄疸。

在正常情况下，非结合胆红素通过葡萄糖醛酰转移酶等的作用，分别与葡萄糖醛酸、硫酸等结合形成结合胆红素，其中绝大部分为胆红素葡萄糖酸酯。由于新生儿肝酶活力低，且葡萄糖醛酰转移酶含量甚微，因此，非结合胆红素不能有效地转变为结合胆红素并从肝脏清除，遂致滞留性黄疸。

3.结合胆红素的排泄缺陷

结合胆红素产生过多或其他阴离子增加都会引起肝细胞对其排泄至胆汁出现暂时性障碍，而发生肝内胆汁淤积。这在早产儿中较为多见。

4.结合胆红素经胆管系统向十二指肠引流不畅

排泄引流结合胆红素的过程要消耗能量，新生儿早期的排泄引流功能相对不足，容易出现结合胆红素滞留增高。

5.新生儿早期肠道缺乏细菌

新生儿肠蠕动性差，肠道菌群尚未完全建立，而肠腔内 β-葡萄糖醛酸苷酶（β-GD）活性相对较高，可将结合胆红素转变成非结合胆红素，再通过肠道吸收，使血胆红素水平增高。

（二）新生儿期出现黄疸的常见病

根据黄疸发生机制可分为肝前性黄疸、肝细胞性黄疸和肝后性黄疸。

1.肝前性黄疸

（1）生理性黄疸。

（2）新生儿溶血病。

（3）血管外溶血：较大的头颅血肿、颅内出血或其他部位出血，由于红细胞破坏增加，引起黄疸。

（4）红细胞增多症：母体向胎儿输血或胎儿与胎儿之间输血，脐带延迟结扎等引起的红细胞增多，在红细胞破坏增加超过肝脏代谢能力时可导致黄疸。

2.肝细胞性黄疸

（1）窒息：缺氧可直接影响肝酶的活性，使胆红素代谢发生障碍，因此患儿可在出生后2~3 d出现较重黄疸。

（2）感染：新生儿败血症及其他细菌感染，不但可引起中毒性肝炎，还可发生溶血。因此，血清中有结合胆红素和非结合胆红素两种。感染控制后，黄疸可消退。

（3）红细胞酶的缺陷：如葡萄糖-6-磷酸脱氢酶缺乏症，在广东、广西及东南亚华侨中发病率较高，我国其他地区也有散发病例。

（4）甲状腺功能低下：肝脏不能充分维持高能量磷酸盐有效地去结合胆红素，胎粪排空延迟可使本病早期就出现黄疸。

（5）先天性非溶血性黄疸非结合胆红素增高型：主要有两类。第一类是克纳综合征，为常染色体隐性遗传的葡萄糖醛酰基转移酶缺乏，完全不能形成结合胆红素，苯巴比妥对其高红素血症无作用。有胆红素脑病危险，蓝光治疗效果好。第二类是暂时性家族性高胆红素血症，为常染色体显性遗传病，葡萄糖醛酰基转移酶仅部分缺乏，黄疸较轻，大便色深黄，脑损害危险性少。苯巴比妥治疗有效。

（6）半乳糖血症：肝细胞内缺乏一种酶，不能使双磷酸半乳糖尿嘧啶苷转化为双磷酸葡萄糖尿嘧啶苷，以致非结合胆红素在肝细胞内不能与葡萄糖醛酸结合而成为结合胆红素。不食乳糖即可好转。

（7）α-抗胰蛋白酶缺乏症：一种常染色体显性遗传病。在新生儿时期可表现为胆汁淤积性黄疸，持续时间较长，消退后可遗留肝大，往往发展为肝硬化。

（8）药物：在新生儿时期，维生素 K_3、磺胺药及新生霉素等可引起黄疸。

3.肝后性黄疸

（1）胆汁淤积综合征：界于肝细胞性与肝后性黄疸间，主要见于新生儿溶血病之后。

（2）母乳性黄疸：过去报道仅占母乳喂养儿的1%或更少，但近年来逐渐增高。确切原因尚未肯定，而今认为是β-GD含量丰富（它主要来自母乳，部分来自胎儿、新生儿自身和肠道菌群建立后产生），活性又高，当新生儿开奶延迟、摄入量不足，肠蠕动减少时，β-GD可将结合胆红素转变成非结合胆红素而在肠肝循环回吸收增加，出现黄疸。它可紧接在生理性黄疸后持续下去，也可在生理性黄疸减轻后又加重，2~4周达高峰，持续数周到数月，一般无其他症状。减少母乳喂养，肠蠕动增加，肠壁再吸收减少，黄疸可自然消退。必要时也可暂停或减少母乳2~4 d并加光疗，黄疸消退后可继续母乳喂养，不必因黄疸而放弃母乳喂养。

（3）先天性胆管闭锁：先天性胆管闭锁患儿一般在出生后 2~3 周黄疸逐渐加重。

（三）新生儿黄疸的鉴别诊断

新生儿生后 24 h 内出现的黄疸，首先应考虑母婴血型不合引起的新生儿溶血病。如出生后 3~4 d 出现，程度较轻、进展不快而无明显肝脾大者，则首先考虑生理性黄疸。由于黄疸在新生儿期较多，而病理性黄疸往往夹杂在生理性黄疸中，病因又多，故对此症状应予重视。必要的实验室检查、影像学检查甚至活组织检查都在考虑范围之内。如近年发展较快的 B 超检查，安全迅速，方法简便易行，核同位素扫描和 CT 对肝脏大小、胆管血管畸形、胆囊扩张等都有一定诊断价值。

（四）预防高危儿发生黄疸

对于低体重儿、窒息儿、母婴血型不合者，以及其他容易出现高胆红素血症的高危新生儿，应尽早在产后检测其血清胆红素，必要时给予光照治疗。这是新生儿科医护人员需要把好的第一关，对于住院治疗期较短、出院早的新生儿，也应向家属交代出现重症或进展较快的黄疸要尽早诊治。

（五）治疗

除少数的先天性胆管闭锁患者需用外科手术外，大部分可用内科治疗。

1.中医治疗

中医学上又称新生儿黄疸为"胎黄"，治疗方法以茵陈为主。常用茵陈大黄汤（茵陈 9 g、黄芩 4.5 g、黄柏 4.5 g、黄连 1.5 g、大黄 1.5 g、山栀 3 g）浓煎服用，每日一剂，少量多次喂服；或用茵栀黄注射液加 10%葡萄糖注射液稀释 1 倍后静脉滴注，使黄疸逐渐消退。

2.光疗

20 世纪 70 年代初，蓝光疗法在非结合胆红素血症时就达到了与国外同样的治疗效果。其疗效显著，方便简单，不良反应较少，因此目前仍被广泛使用。国产蓝光灯管波长为 420~470 nm，与血清胆红素的最高吸收波长 460~465 nm 相接近，非结合胆红素经光氧化及异构化作用后产生胆绿色和无毒的水溶性双吡咯，后者不易弥散到中枢神经系统，而经胆汁和尿液排出。无蓝光灯管时白光也有效，但效果比蓝光差。

光照治疗的效果除波长外，与皮肤受光面积、光照强度成正比，双面光照比单面光照的效果快又好，并可减少翻身，光照时除了遮盖两眼以防止损害视网膜，会阴部用小型尿布遮盖外，其他部位尽量暴露。光照强度与灯管根数、排列方式、反光能力、使用寿命、有无积尘与皮肤间的距离和中间有无有机玻璃间隔有关。通常每面 5~9 根灯管排成弧形，使各灯管与皮肤间距相仿，并有反光装置，避免积尘。蓝色荧光灯亮度衰减比白色的快，使用 300 h 后即减退 20%，900 h 约减退 35%，2700 h 约减退 45%，20 W 比 40 W 的减退得快。所以当幅照计监测灯管功率＜300 mW 时（连用 2 500~3 000 h）即需换管。灯管与皮肤间距宜 33~50 cm，当光照强度减退时可将灯皮间距接近来保持 200~460 R 烛光的强度。为了防止灯管破碎脱落碰伤患儿，中间隔层宜为有机玻璃，5 mm 厚的有机玻璃约减弱透射率 5%。

光疗时间的长短需要依据疾病的病因、黄疸严重程度和血清胆红素的高低来确定。

连续照射比间断照射效果好；但两例轮流用一只光疗箱，6 h 交替进行间断照射，效果相差甚微。胆红素降低水平程度则与病因及光照前胆红素水平、距离出生时间有关。一般光照 24 h 胆红素下降幅度在 30% 左右。有些 Rh 溶血病出生后 1 d 内开始光疗，胆红素上升减慢，3~4 d 后又慢慢下降，从而避免了换血。多数高非结合胆红素血症光照 24 h 即降至 205 µmol/L（12 mg/dL）以下而停止光疗。由于皮肤黄疸减退速度比血管内的血清胆红素快，停止照射后血清胆红素再由血管进入皮肤，黄疸会有所回升，1~2 d 后再逐渐消退。

3.阻止肠内胆红素的再吸收

提前进行喂奶，及时建立肠道菌群，将肠内胆红素分解为尿胆原，尽快排出胎粪，可以降低肠内胆红素，并避免其再吸收，从而降低黄疸的严重程度。有学者采用活性炭 0.75 g，每 4 h 1 次以减少肠壁再吸收非结合胆红素（肠肝循环），与光疗联合应用效果较好。

4.酶诱导法

一般用苯巴比妥诱导肝细胞的微粒体提升活力，将非结合胆红素转化为结合胆红素，剂量为每日 4~8 mg/kg，连服 4 d 或更久，但其效果缓慢，3~7 d 才显现效果。也可加用每日 100 mg/kg 的尼可刹米（可拉明）来提高苯巴比妥的疗效。

5.白蛋白

输注血浆或白蛋白可使血清中游离的非结合胆红素附着于白蛋白，从而减少非结合胆红素与脑细胞结合的机会，降低核黄疸的发生率。在换血 1~2 h 前，先注入白蛋白 1 g/kg，连用 2~4 次；或用血浆 25 mL，每日 1~2 次，可换出较多的胆红素。

6.肾上腺皮质激素

其主要作用是活跃肝细胞酶系统，提高葡萄糖醛酸与胆红素结合的能力。一般口服强的松，每日 1~2 mg/kg。对较为严重的黄疸患者，可静脉滴注氢化可的松 5~10 mg/kg，或用地塞米松每日 0.4 mg/kg，待黄疸消退时减量，直至停药。但皮质激素治疗常有不良反应，所以通常不作常规治疗使用。在普遍应用光疗以后，更不需激素疗法。

二、生理性黄疸

（一）诊断

1.病因

胎龄 12 周时，羊水中已有胆红素。这是由胎儿气管和支气管分泌到羊水中的非结合胆红素。胎儿红细胞破坏后产生的非结合胆红素，大部分通过胎盘输送到母体循环清除，因此新生儿在刚出生时一般没有黄疸。

出生后，新生儿需要自己处理血红蛋白的代谢产物非结合胆红素。但葡萄糖醛酰转移酶在足月儿需要 3~5 d、未成熟儿需要 5~7 d 才形成。加上新生儿胆红素的代谢特点，因此发生新生儿生理性黄疸。

2.临床表现

生理性黄疸多数在出生后第 3 日出现，最早为第 2 日，迟者可至第 5 日。出生后 24 h 内出现黄疸的患者，首先应考虑 Rh 溶血病。出生 5 d 后出现的黄疸要多考虑病理性。生理性黄疸轻者呈浅黄色，局限于面颈部，或波及躯干，巩膜也可黄染，2~3 d 后开始消退，至第 5~6 日皮色恢复正常；重者黄疸同样先头后足可遍及全身，呕吐物及脑脊液等也可黄染，时间长达 1 周以上，尤其是部分早产儿可持续至 4 周，其粪便仍为黄色，尿液中无胆红素。超过 2 周者称为迁延性黄疸，要考虑是否有母乳性黄疸等其他原因。

（二）治疗

生理性黄疸可自愈，勤喂奶能加快黄疸消退，一般不需要治疗。但黄疸较深时，应予光疗并做进一步检查，以防合并病理性黄疸。

三、新生儿溶血病

随着我国新生儿医学和免疫学研究的进步，现在彻底转变了人们过去以为此病很罕见的观点。大型妇婴保健院和儿科新生儿病房几乎每月甚至每周都会检出本病，在过去尚未认识到该病病因时，曾称其为"胎儿全身性水肿""胎儿有核红细胞增多症""新生儿溶血症"等。现在确切知道了其发病机制而并非症状，故命名为"新生儿溶血病"。

（一）病因

本病主要是由于母婴间血型不合而产生同族血型免疫反应的遗传性疾病。胎儿由父亲方面遗传来的显性抗原恰好是母亲方面所缺乏的，此抗原侵入母体，产生免疫抗体，通过胎盘绒毛膜进入胎儿血液循环与胎儿红细胞凝集、使其破坏而出现溶血，引起贫血、水肿、肝脾大和生后短时间内出现进行性重度黄疸，甚至发生胆红素脑病。

（二）ABO 血型不合

多数发病于男方 A 型或 B 型或 AB 型、女方 O 型，前者显性成为抗原，后者隐性无抗原；少数发病于女方 A 型或 B 型的杂合子，由男方血型中的显性抗原进入缺少该显性抗原的杂合子女方，与 O 基因的卵子结合，同样可以发病。至于之后几胎的发病与否，则取决于男方的该基因属于纯合子还是杂合子。因为女方血液中可以存在天然的抗体，所以第一胎也可发病。因为 A（B）抗原性较弱，A（B）抗体进入胎儿体内，部分被血型物质中和以及组织细胞吸附处理掉，所以发病仅占母婴 ABO 血型不合的少数。

（三）Rh 血型不合

Rh 血型系统中总共有 6 种抗原，可分为 3 组：Cc、Dd 和 Ee。每组任意一个抗原，共 3 个抗原，共同构成一种基因复合体。每人有两组基因复合体，一组来自父方，一组来自母方。两组基因复合体中均无 D 抗原者称为 Rh 阴性；有 D 抗原者称为 Rh 阳性，杂合子只有一个 D 抗原，纯合子有两个 D 抗原。

Rh 溶血病在第一胎因抗体浓度不高，故发病较少。初次免疫反应产生的 IgM 抗体需要 2~6 个月，且较弱，无法通过胎盘进入胎儿体内。不久后才产生的少量 IgG 抗体，经过一段时间后即停止并减弱。因此，第一胎常处于初次免疫反应的潜伏阶段。当再次妊娠第二次发生次发免疫反应时，仅需数日便能形成主要为 IgG 通过胎盘的抗体，并且会迅速增多，故在第二胎时才发病。Rh 系统的抗体只能由人类红细胞引起，若母亲有过受血史、且 Rh 血型又不合，或母亲（Rh 阴性）出生时被 Rh 阳性外祖母的 D 抗原致敏，则第一胎也可发病，后者即所谓"外祖母"学说。

ABO 不合、Rh 阳性的妊娠，发生 Rh 免疫的危险性很小，只及 ABO 配合、Rh 阳性妊娠的 10%~20%，即只有 2% 原因不明。可能由于 ABO 不合时，红细胞进入母体血管内就溶血，其 Rh 抗原物质在肝脏被破坏有关。

（四）病理变化

主要是由胎儿红细胞受抗原抗体反应导致破坏溶血引起的。①红细胞破坏增加，骨髓及髓外造血代偿性增生，髓外造血灶散在于肝、脾等脏器；②网状内皮系统以及肝、肾细胞可有含铁血黄素沉着；③贫血导致心脏扩大，血管壁通透性也因缺氧而增加，加速了水分渗出，呈现水肿和浆膜腔积液；④重度溶血时，胎儿肾脏排出大量胆红素可使羊水、羊膜、脐带和胎脂带有黄色。出生后胆红素不能再由母体代劳排泄而出现的高非结合胆红素血症，可致全身黄疸及胆红素脑病，好发于基底核、视丘下核、尾状核等处。

（五）诊断

1.病史

凡既往有原因不明的死胎、流产、输血史、新生儿重症黄疸史的孕妇或新生儿出生后早期出现进行性黄疸加深，即应做特异性抗体检查。送检标本要求为：①试管须清洁干燥，防止溶血发生；②产前血型抗体检查，送产妇和其丈夫的血样；新生儿检验送新生儿血样为主，父、母血样为辅（如母血不能及时抽取，可只送新生儿血样）；③新生儿抽血 3 mL（不抗凝），产妇抽血 5 mL（不抗凝），丈夫抽血 2 mL（抗凝，使用一般抗凝剂）；④若在当地不能检验，可将产妇血清分离后寄至就近检验单位，另多抽 2 mL 抗凝血。天气炎热时可将血样小瓶置于装有冰块的大口瓶中，航空邮寄（存放血样的容器必须无菌）。

2.临床表现

ABO 和 Rh 血型不合的溶血症状基本相同，只是轻重程度有所不同，前者轻、病情进展较慢；后者重、病情进展快。轻型者，出生时与正常新生儿无异，出生 1~2 d 后逐渐出现黄疸和贫血，程度日益加深，或稍有嗜睡、拒食，这种病例容易误诊为生理性黄疸。重型者，因胎儿红细胞大量破坏出现贫血、全身水肿、胸腹腔积液、肝脾大致死胎、流产或早产。有的出生时因贫血、水肿、心力衰竭而死亡。由于胎内红细胞破坏分解的胆红素可经胎盘由母体排出而少见黄疸。出生后随着抗体对红细胞破坏的强弱而决定黄疸出现的早晚和进展的快慢。出现越早，进展越快，反映病情越重，黄疸的加深往往是随时间加重。此时相应的表现有嗜睡、拒食、拥抱反射由强转弱，贫血、肝脾大渐趋明显，黄疸的色泽也由橙黄转为金黄。若不积极治疗，血清游离非结合胆红素上升到 342 μmol/L（20 mg/dL）以上可引起脑神经细胞核黄染的胆红素脑病症状，此时拥抱反射消失，哭声尖叫，甚至有强直性抽搐、惊厥及角弓反张等症状，最后死亡。这种病例过去常被误诊为新生儿败血症。如患儿存活，可留有智力低下、运动障碍及听觉丧失等后遗症。

产前即疑及此病者，出生时要注意胎盘水肿，胎盘与新生儿体重之比常可不满 1∶7，甚至 1∶（1.3~4），羊水也带黄色。

3.实验室检查

（1）红细胞减少，血红蛋白降低：网织红细胞显著增加，涂片中见有核红细胞。白细胞计数时，因连同有核红细胞一起算进而可大幅增高。这些血常规变化也随溶血轻重而异。

（2）血型：妊娠期由羊水测定胎儿 ABO 血型，如果确认母胎属于相同血型，就可以不必担心疾病，然而，Rh 血型无血型物质只能通过采集胎儿血液来确定。O 型新生儿可排除 ABO 溶血病，但不能排除其他血型系统的溶血病。

（3）特异性抗体检查：包括母、婴、父的血型、抗体效价、抗人球蛋白试验（产前做间接法、出生后做直接法）、释放试验和游离试验，是诊断本病的主要依据。

抗人球蛋白间接试验是用已知抗原的红细胞检查受检者血清中是否存在不完全抗体；直接阳性检测表明婴儿的红细胞已被血型抗体致敏。如果释放试验呈阳性，则诊断成立。致敏红细胞通过加热释放抗体，因此释放溶液中抗体的特异性可由标准红细胞确定。游离试验是在新生儿血清中发现不协调抗体，但红细胞尚未致敏。阳性结果表明可能受害。

在妊娠期诊断可能为该疾病者，则应在妊娠 6 个月内每月检测一次抗体效价，妊娠 7~8 个月每半月检测一次，妊娠 8 个月以后每周检测一次或根据需要来决定。抗体效价由低到高，波动较大或突然由高变低表明病情不稳定，可能加重，恒定效价表明病情稳定或母婴血型不相容，该抗体只是由之前的遗留问题引起的。排除遗留因素后，疾病的严重程度通常与抗体效价成正比，但 ABO 系统受到性质类似的抗 A（B）物质的影响，一些未婚女性的效价已达到 1 024。通常情况下，ABO 溶血病的疑似病例效价为 64，但也有一些病例在效价为 8 时的报道。

（4）羊水检查胆红素含量：它不像抗体效价受前一胎遗留下来的影响，因此，羊水胆红素含量对估计病情和考虑终止妊娠时间具有指导意义，正常羊水透明无色，重症溶血病羊水呈黄色。

（5）影像学检查：全身水肿的胎儿在 X 线摄片上可以看到软组织的透明带变宽，四肢弯曲度较差。B 超检查更清晰，肝脾大，胸腹腔积液可在荧光屏上反映。

（6）其他实验室检查：对诊断本病有参考价值。

在母婴之间存在 Rh 血型不合时，用马血清来鉴定 ABO 血型会出现错定 ABO 血型的可能。马血清在人红细胞表面抗原刺激下，同时产生抗 A（B）抗体和抗 IgG 类抗体，故发现有不可解释的疑问时应该考虑这种疾病的可能性，并使用人血清来鉴定 ABO 血型。特异性抗体检查有免疫抗体。血清黄疸指数升高，胆红素升高，由于操作方法的不同，结果可能相差 3 倍以上。尿、粪中尿胆原排出增加。在胆管被胆栓阻塞时，大便呈灰白色，尿液中可发现胆红素。ABO 溶血病时红细胞乙酰胆碱酯酶活性明显降低。血浆白蛋白凝血酶原和纤维蛋白原可能降低，这些都可能导致出血症状。重症患儿可能出现血小板减少，出血时间延长和血块收缩不良。少数患儿发生弥散性血管内凝血（DIC）。

（六）鉴别诊断

应与各种其他可引起同样症状的疾病相鉴别。

1.全身水肿

要与遗传性珠蛋白肽链合成障碍的α-地中海贫血、HbBart 胎儿水肿和先天畸形相鉴别，还应考虑其他因素，如母亲患糖尿病、先天性肾病、胎盘功能不足、胎—胎或胎—母输血、宫内感染等，这些因素可通过临床检查等血清学检测来确定。

2.黄疸

生理性黄疸出现晚、进展慢、程度轻，无贫血及肝脾大。败血症有中毒症状、发热和特异性抗体阴性，血培养有助于鉴别。其他先天性溶血性疾病，如巨细胞包涵体病、毒浆虫病、颅内出血、葡萄糖-6-磷酸脱氢酶（G-6-PD）缺乏症等，都应考虑鉴别。

3.贫血

主要区别于各种原因引起的出血性贫血，G-6-PD 缺乏症在南方较多见。其他先天性溶血性贫血和营养性贫血较少见。

（七）预防

近年利用被动免疫学说，制成抗 D IgG 免疫球蛋白，遇 Rh 阴性未免疫妇女第一胎娩出 Rh 阳性新生儿 72 h 内一次肌内注射 300 mg，以中和进入母体的 D 抗原。羊膜腔穿刺或流产后也需注射。它对抑制 Rh 免疫反应的效果甚佳。失败率为 1.5%~2.0%。我国由于 Rh 血型不合的发病率较低，很少妇女在妊娠第一胎前已知自己为 Rh 阴性，故上海中心血站虽已制备而实际应用甚少。避免不必要的输血可降低本病发生率。

（八）治疗

1.胎儿治疗

妊娠越近足月，抗体产生越多，影响胎儿越大，死亡机会越多。若过去史有过死胎或本胎 Rh 抗体效价由低升高到 1：（32~64）或由高突然转低，胎心音出现杂音，妊娠末期腹围、体重过大，或自觉全身乏力，胃纳不佳，羊水胆红素升高，影像诊断有胎儿水肿、腹水、肝脾大等都得考虑提早终止妊娠。一般在妊娠 35~38 周时引产，新生儿存活机会较大，娩出前可促胎肺成熟，力争 L/S 比值＞2，口服苯巴比妥 1 周（10~30 mg，每日 3 次）可减少 RDS 和增加胎儿肝细胞酶的活力，减轻出生后黄疸。ABO 不合者症状较轻，很少需要提早终止妊娠。

羊水光密度检查提示有胎儿死亡可能的重症病例，可考虑在妊娠 21 周起进行宫内输血，隔周再输，以后每 3~4 周一次，将血注入胎儿腹腔以纠正贫血，使获得存活机会。输血量＝（胎龄－20）×10，进血量过多、腹压超过脐静脉压力可致循环停止，胎儿死亡。但此法本身有引起感染、出血、早产可能，刺激胎盘可导致更多胎儿血液流入母体，加重病情，故一般不用。

2.临产时的处理

尽可能准备好献血员、器械和换血人员。一般 ABO 血型不合以足月自然产为好，Rh 血型不合需提早终止妊娠者可做剖宫产。由于红细胞在胎内已有破坏，缺氧较明显，出生时容易有窒息，需做好防范。胎儿娩出应即钳住脐带，以免脐血流入儿体过多，加重病情。断脐时残端留 5~6 cm，远端结扎，裹以无菌纱布，滴上 1：5 000 呋喃西林液，保持湿润，以备换血。胎盘端的脐带揩清表面母血后，任脐带血自动流入消毒试管 3~5 mL，送特异性抗体及血清胆红素测定，同时做血常规、血型、有核红细胞计数检测，挤勒脐带会使胶质混入血中，从而影响抗人球蛋白试验的正确性。胎盘需测重后送病理检验。胎盘越重，发病越严重。

3.新生儿治疗

出生时的重点是防治贫血和心力衰竭。有贫血、全身水肿、腹水、心力衰竭者，在抽腹水、脐静脉放血 30~50 mL 后，立即换浓缩血。出生后 2~7 d 的重点是防治黄疸和胆红素脑病。出生 2 个月内应注意严重贫血。

对于黄疸和高胆红素血症的处理，用光疗及药物后能缓解大多数病例，但尽快移去抗体、减少红细胞继续破坏、降低胆红素浓度、纠正贫血、改善缺氧和防止心力衰竭等，还是需要换血。其效果比光疗、药物好，但人力、物力花费较大，并有血栓和空气栓塞、心脏停搏等危险和感染的可能，故应严格掌握指征。

（李世玲）

第三节　新生儿缺氧缺血性脑病与颅内出血

一、新生儿缺氧缺血性脑病

新生儿缺氧缺血性脑病是由于围生期缺氧窒息导致的脑缺氧或缺血性损害，多见于足月儿，严重威胁新生儿的生命健康，重度者遗留严重的后遗症。

（一）诊断

1.病史

常见于足月儿，有宫内窘迫史及出生窒息史。

2.临床表现

生后早期有意识障碍、肌张力改变或原始反射引出异常等神经系统症状，重者有惊厥、脑干受累表现。

3.血清学检查

CPK-BB 在 24~72 h 内异常升高，是早期诊断的指标之一，对判定预后有帮助。

4.脑电图检查

改变不特异，重度者有低电压、等电位、暴发抑制和癫痫尖波等改变，其改变程度对病情轻重的判定有参考价值。

5.影像学检查

（1）头部 CT 检查：在出生后早期（2~5 d）即可出现明显改变。根据改变轻重可分为 4 级。①正常：脑实质所有区域密度正常；②斑点状：区域性局部密度减低，分布在两个脑叶；③弥散性：两个以上区域性密度减低；④全部大脑半球普遍性密度减低，灰质与白质差别消失，侧脑室变窄，重者伴有蛛网膜下腔、脑室内或脑实质出血。

（2）颅脑超声检查：可用于对新生儿缺氧缺血性脑病的筛查和对病变的动态观察。超声检查下缺氧缺血性脑病的脑实质病变分为 4 种表现。①弥漫性脑实质回声增强，脑室变窄，沟回变浅，提示广泛性脑水肿；②脑室周围呈高回声区，尤其侧脑室外角后方，提示脑室周围白质软化；③脑实质散在高回声区，提示广泛散布的缺血或水肿；④局限性大片状高回声区，提示某一脑血管所分布的区域有缺血性病变。

（3）头部 MRI 检查：出生后 5~7 d 行头部 MRI 检查对脑水肿、颅内出血及髓鞘发育延迟有诊断价值。

（二）治疗

1.一般治疗

保暖，保持呼吸道通畅，满足液体及热量供应，及时纠正缺氧、酸中毒，维持水与电解质平衡。

2.控制脑水肿

即刻给予呋塞米 1 mg/kg，间隔 4~6 h 可重复 1 次，连用 2 次后频内压仍高，应用甘露醇，每次 0.25~0.5 g/kg，间隔 4~6 h 1 次。

3.镇静

首选苯巴比妥，负荷量 20 mg/kg，分两次 20 min 内静脉注射，最大量可用至 30 mg/kg，第 2 日给维持量，5 mg/（kg·d）。顽固性抽搐加用地西泮（安定）0.1~0.3 mg/kg，静脉注射。

4.营养脑细胞

胞磷胆碱 0.125 g，每日 1 次，静脉滴注；脑活素 2 mL，每日 1 次，静脉滴注。

5.其他

多巴胺 5~10mg/（kg·min）维持静脉滴注保持循环功能；维生素 K，2 mg/d 静脉注射或肌内注射，预防出血。

二、颅内出血

颅内出血是新生儿期常见的脑损伤性疾病之一，与围生期窒息密切相关。早产儿较为多见，出血部位可见于脑室周围、脑室内、硬脑膜下腔、蛛网膜下腔及小脑，不同部位出血的临床表现及预后不同，常引起新生儿死亡和神经系统发育障碍。

（一）诊断

（1）早产儿多见，有产伤、窒息等诱发出血的因素。

（2）出生后早期出现意识、肌张力改变，有惊厥等症状，重者出现脑干症状，如体温调节异常、血压不稳等。

（3）脑脊液早期为均匀一致血性，镜检红细胞呈皱缩状，1 周后转为黄色。

（4）出生后 5~7 d 行头颅 CT 或 MRI 检查可明确出血部位，并估计出血量。

（5）颅脑超声检查对早产儿脑室及脑室周围出血较为敏感。

（二）治疗

基本治疗同缺氧缺血性脑病。同时需注意加强止血、纠正贫血治疗，维持血液循环正常（必要时可请外科处理积血或行脑积水引流）。

（陈红燕）

第四节　新生儿呼吸暂停与新生儿肺透明膜病

一、新生儿呼吸暂停

呼吸暂停指呼吸停止 20 s 以上，伴有发绀和心率减慢（＜100 次/分），是新生儿尤其是早产儿常见的危重症状之一，重者可危及生命。

（一）诊断

（1）常见于早产儿或伴有不同并发症（如缺氧、各种离子紊乱、咽喉部反射性刺激及保温不当等）的足月儿。

（2）呼吸停止＞20 s，伴有发绀，心率减慢（＜100 次/分）和（或）肌张力低下可确诊。

（3）血气改变有 PaO_2 下降，$PaCO_2$ 升高，SaO_2 下降。

（4）血清电解质如钠、钙、镁等定量以及血糖、胸部摄片等检查可辅助查找病因。

（二）治疗

（1）发作时给予物理刺激，如拍打足底、摇动胸部等，使自主呼吸恢复。

（2）积极治疗原发病，纠正低氧血症、水与电解质及酸碱平衡紊乱，控制感染。

（3）加强呼吸、心电监护，注意保温，合理喂养，防止胃食管反流。

（4）应用呼吸中枢兴奋药物：氨茶碱，首次剂量 5 mg/kg，12 h 后给予维持量，每次 1.5~2 mg/kg，每日 2 次静脉注射，疗程 3 d 左右。

（5）药物治疗无效或呼吸暂停频繁发作（＞5 次/小时），或每次暂停时间过长（超过 30 s）者，给予呼吸机辅助呼吸。

二、新生儿肺透明膜病

新生儿肺透明膜病（HMD）又称新生儿呼吸窘迫综合征（NRDS），主要发生于早产儿，由于肺表面活性物质（PS）缺乏并伴随结构不成熟所致，自然程程为出生后早期发病，出生后 2 d 内病情逐渐加重，如果不予治疗，可能由于进行性的低氧血症及呼吸衰竭导致死亡；存活者，出生后 2~4 d 情况开始改善。

（一）病因与发病机制

早产儿胎龄越小，功能肺泡越少，气体交换功能越差；呼吸膜越厚，气体弥散功能越差；气管软骨少，气道阻力大；胸廓支撑力差，肺泡不易张开。因此，对于肺解剖结构尚未完善的早产儿，其胎龄越小，PS 量越低，肺泡表面张力增加，呼气末肺功能残气量（FRC）降低，肺泡趋于萎陷。其肺功能异常主要表现为肺顺应性下降，气道阻力增加，通气血流比例降低，气体弥散障碍及呼吸功增加，从而导致缺氧和因其所致的代谢性酸中毒及通气功能障碍所致的呼吸性酸中毒。

缺氧及酸中毒使肺毛细血管通透性增高，液体漏出，使肺间质水肿和纤维蛋内沉着于肺泡表面形成嗜伊红透明膜，进一步加重气体弥散障碍，加重缺氧和酸中毒，并抑制 PS 合成，形成恶性循环。此外，严重缺氧及混合性酸中毒也可导致持续肺动脉高压（PPHN）的发生。

糖尿病母亲所娩的婴儿（IDM）也易发生此病，是由于其血中高浓度胰岛素能拮抗肾上腺皮质激素对 PS 合成的促进作用，故 IDM 的 NRDS 发生率比正常增加 5~6 倍。PS 的合成还受体液 pH 值、体温和肺血流量的影响。围产期窒息、低体温、前置胎盘、胎盘早剥和母亲低血压等所致的胎儿血容量减少，均可诱发 NRDS。此外，剖宫产儿、双胎的第二婴 NRDS 的发生率也较高。

（二）临床表现

出生后 6 h 内出现呼吸窘迫，主要表现为：呼吸急促（＞60 次/分），为增加肺泡通气量，代偿潮气量减少；鼻翼扇动，为增加气道横截面积，减少气流阻力；吸气性三凹征和明显的呼气呻吟，因呼气时声门不完全开放，使肺内气体潴留产生正压，防止肺泡萎陷；吸气性三凹征是呼吸辅助肌参与的结果，以满足增加的肺扩张压；发绀是由于氧合成不足，常提示动脉血中还原血红蛋白＞50 g/L。呼吸窘迫呈进行性加重是本病特点。严重时表现为呼吸浅表、呼吸节律不整、呼吸暂停及四肢松弛。由于呼气时肺泡萎陷，体格检查可见胸廓扁平；因潮气量小而听诊呼吸音减低，肺泡有渗出时可闻及细湿啰音。

随着病情的逐渐好转，由于肺顺应性的改善，肺动脉压力下降，约 30% 的患儿于恢复期出现动脉导管重新开放。故恢复期的 NRDS 患儿原发病已明显好转，突然出现对氧气的需求量增加、难以矫正和解释的代谢性酸中毒、喂养困难、呼吸暂停、全身发凉发花及肝脏在短时间内进行性增大，应注意本病。若同时具备脉压增大，水冲脉，心率增快或减慢，心前区增强，胸骨左缘第 2 肋间可听到收缩期或连续性杂音，则应确诊本病。

NRDS 通常于出生后第 2~3 天病情严重，72 h 后明显好转。但新生儿的出生体重、肺病变的严重程度、表面活性物质的治疗有否感染的存在及动脉导管的开放等均会对患儿的病程有不同程度的影响。若出生 12 h 后出现呼吸窘迫，一般不考虑本病。

（三）诊断

（1）多见于早产儿或有相应高危因素，如窒息、糖尿病母亲的婴儿、多胎之晚娩者等。

（2）临床表现：典型的呼吸困难表现出现于出生后 12 h 内，出生 12 h 后出现多不考虑本病。早期常有呼气性呻吟，肺部呼吸音弱，一般状态差，可有循环系统改变。

（3）胸部 X 线检查是确诊的依据，常需连续摄片做动态观察。典型改变早期为细小颗粒状及网状阴影分布于两肺野，肺充气不足；重则全肺透亮度消失呈磨玻璃样，可见支气管充气征；最重时可呈"白肺"改变，心影看不清，支气管充气征不明显。

（4）产前羊水检查卵磷脂/鞘磷脂比值＞2 可排除本病，＜2 表示胎儿肺发育不成熟，有 HMD 可能。

（5）出生 30 min 内可以行胃液震荡试验辅助诊断。取胃液 0.5 mL 放入直径为 10 mm 的试管中，加入 95% 乙醇 0.5 mL，震荡 15 s，然后直立 15 min，若沿管壁有一圈泡沫，基本可以排除本病。

（6）血气分析以顽固的低氧血症为主，$PaCO_2$ 可正常或升高。伴有重度代谢性酸中毒改变。

（四）鉴别诊断

1.湿肺

湿肺又称新生儿暂时性呼吸增快（TTN）。多见于足月儿，为自限性疾病，系肺淋巴和（或）静脉吸收肺液功能暂时低下，使其积留于淋巴管、静脉、间质、叶间胸膜和肺泡等处，影响气体交换。出生后数小时内出现呼吸增快（＞60 次/分），但吃奶佳，哭声响亮，反应好，重者也可有发绀及呻吟等。听诊呼吸音减低，可闻及湿啰音。胸部 X 线摄片显示肺气肿、肺门纹理增粗和斑点状云雾影，常见毛发线（叶间积液），对症治疗即可。一般 2~3 d 症状缓解消失。

2.B 组链球菌肺炎

由 B 组链球菌败血症所致的宫内感染性肺炎。其临床表现及胸部 X 线摄片所见有时与 NRDS 难以鉴别。但前者母亲妊娠晚期多有感染、胎膜前破或羊水有臭味史；母血或宫颈拭子培养有 B 组链球菌生长；机械通气时所需参数较低；病程与 NRDS 不同。

3.膈疝

表现为阵发性呼吸急促及发绀。腹部凹陷，患侧胸部呼吸音减弱甚至消失，可闻及肠鸣音；胸部 X 线摄片可见患侧胸部有充气的肠曲或胃泡影及肺不张，纵隔向对侧移位。

（五）治疗

1.产前保健

治疗 NRDS 应始于产前，儿科医生应参加产前保健团队。高危 NRDS 的早产儿应在具备出生后立即稳定患儿情况及继续进行呼吸支持，包括气管插管和机械通气相应技术的中心出生。早产通常有些征象，如条件具备，可采取宫内转诊等有关干预措施。对胎膜早破的早产使用抗生素可推迟早产，可短期使用保胎药推迟早产，以利安全转诊及产前皮质激素发挥作用。母亲接受皮质激素可减少新生儿死亡的危险性，产前单疗程皮质激素使用未对母亲及胎儿造成不良影响。与地塞米松相比，倍他米松可降低囊性脑室旁白质软化的危险性，故其被选择用于促进胎儿肺成熟。推荐方法为倍他米松每次 12 mg，共 2 次，间隔 24 h 肌内注射。推荐对可能于 35 周前早产的所有妊娠产前给予皮质激素。临床研究未显示产前皮质激素有统计学意义的降低＜28 周早产儿 NRDS 的危险性，这可能与原始研究中极不成熟早产儿数量少有关。产前皮质激素可改善神经系统预后，即使是对非常小的早产儿也有改善作用。治疗至分娩的最佳间隔为开始使用皮质激素 24 h 以后至 7 天内。

对于是否重复皮质激素治疗仍有争议。如果未早产，再给予第二疗程皮质激素可能进一步降低 NRDS 发生率，但缺乏长期随访资料。动物实验显示，产前重复接受激素治疗影响脑髓鞘化。大样本的队列研究显示，随着产前激素应用的增加，新生儿头围减小。

推荐用药如下。

对孕周＜35 周有早产危险的孕妇，应给予单疗程的产前倍他米松，包括可能的早产、产前出血、胎膜早破或任何导致早产的情况。此治疗可明显降低 NRDS 发生率、新生儿病死率、脑室内出血及坏死性小肠结肠炎发生率（A：推荐级别）。

胎膜早破早产的母亲，每 6 h 接受红霉素 500 mg 可降低早产的危险（A：推荐级别）。

无证据表明保胎药物可改善预后，因此在早产时可不使用。但临床医生可考虑短期使用此类药物，以保证产前皮质激素治疗和（或）宫内转运完成（A：推荐级别）。

皮质激素第一疗程后如未分娩，尽管使用第二疗程激素可降低 NRDS 发生率，但未带来其他明显的重要临床益处，因此不明确推荐此用法（A：推荐级别）。

2.产房内稳定新生儿

表面活性物质缺乏的患儿不能保证足够的功能残余气量及维持肺泡膨胀状态。过去，对多数此类患儿首先进行 100%氧气的球囊—面罩复苏，随后，早期气管插管给予表面活性物质。现已有证据表明，100%氧气复苏与足月儿及近足月儿病死率的增加有关。纯氧使早产儿出生后 2 h 的脑血流减少 20%，肺泡—动脉氧分压差高于空气复苏组，其对早产儿可能有害。另外，未加控制的潮气量，无论是太大还是太小，都会造成不成熟肺的损伤。尽管目前对于持续呼吸道正压（CPAP）能否减少表面活性物质及机械通气的使用尚不清楚，但产房内已越来越普遍地使用 CPAP 技术。对出生后的早产儿立即监测脉搏血氧饱和度可提供新生儿复苏时有关心率的信息，并有助于避免高氧的出现。在出生后的转化过渡期，血氧饱和度会在 5 min 内逐渐从 60%升至 90%，血氧饱和度监测可帮助发现正常范围以外的婴儿并指导给氧。早产儿复苏的临床研究证据有限，此方面的推荐较弱。

（1）使用尽可能低的氧浓度复苏，维持心率＞100 次/分，这样可减少脑血管收缩（B：推荐级别），可能降低病死率（B：推荐级别）。

（2）经面罩或鼻塞使用至少 0.490 kPa 压力的 CPAP 复苏，以稳定气道并保持功能残余气量（D：推荐级别）。

（3）如果复苏时需正压通气，可通过使用组合的通气设施来测量或控制吸气峰压，避免过大的潮气量，从而降低肺损伤的危险（D：推荐级别）。

（4）仅对面罩正压通气无效及需要表面活性物质治疗的患儿进行气管插管（D：推荐级别）。

（5）为避免高氧，脉搏氧饱和度监测仪可用来指导复苏时的给氧。切记，出生后转换期正常氧饱和度可能介于 50%~80%（D：推荐级别）。

（陈红燕）

第五节　新生儿胎粪吸入综合征

胎粪吸入综合征（MAS）多见于足月儿和过期产儿，由于产前或产时缺氧，吸入混有胎粪的羊水，引起气道梗阻，于出生后出现一系列呼吸困难症状。

（一）诊断

（1）常见于足月儿或过期产儿，有明确的宫内窘迫及出生窒息史。

（2）早期出现呼吸困难症状，查体可见明显胎粪污染痕迹，有胸廓隆起、桶状胸等表现及典型的肺部体征。

（3）出生后早期气管插管、气管内吸引可吸出稠厚的胎粪。

（4）胸部 X 线摄片，轻者见肺气肿及肺纹理增粗，重者双肺有分布不均的斑片状、云絮状或大片状阴影，常见节段性肺不张及肺气肿，也可见间质性肺气肿、纵隔气肿或气胸，少数病例可见胸腔积液。

（5）血气分析有 pH 下降、PaO_2 降低、$PaCO_2$ 升高、BE 负值增大、乳酸升高等改变。

（6）常合并肺外缺氧表现，如中枢神经系统兴奋或抑制症状、心音低钝、心率减慢及尿潴留等。

（二）治疗

（1）本病重在预防。胎儿娩出后在建立自主呼吸前即刻吸净口鼻腔残存胎粪，并做气管内插管吸出气管内胎粪。

（2）症状较轻的患儿出生后给予面罩或头罩吸氧，存在持续低氧血症者给予 CPAP 治疗，压力严格限制在 0.490 kPa 以下；症状仍不减轻，可给予机械通气治疗。

（3）应用抗生素预防感染。

（陈红燕）

第二章 儿科急诊及内分泌系统疾病

第一节 高热惊厥与急性呼吸衰竭

一、高热惊厥

高热惊厥，又称热性惊厥，指在小儿脑发育的某一特定时期，由于发热而诱发的惊厥性疾患。临床特征是在发热性疾病的早期，体温骤升阶段发生惊厥，发作时体温多在38.5 ℃以上，发作前后一般状况良好，除原发病表现外无其他异常。

（一）门急诊诊断

1.病史

有上呼吸道感染、出疹性疾病、中耳炎等非中枢神经系统的急性感染史。

2.临床表现

（1）典型高热惊厥：发病年龄多为3个月至6岁，好发于6个月至4岁。惊厥发生于发热早期，一般在6~12 h，惊厥时体温在38.5 ℃以上。表现为意识丧失，全身性阵挛或强直—阵挛发作，持续时间在10 min以内。发作前后无神经系统异常表现。一次发热性疾病过程中通常只发作1次。

（2）复杂性高热惊厥：发病年龄小于3个月或大于6岁，惊厥发生于发热24 h以后，发作时体温低于38.5 ℃，惊厥类型为局限性发作，持续时间超过10 min，或反复发作。

（3）高热惊厥持续状态：惊厥持续超过30 min，或反复发作，间歇期意识不恢复，持续超过30 min。是高热惊厥的危重表现。

3.辅助检查

多无特殊发现。如原发病为细菌感染或惊厥持续时间较长，则可见外周血白细胞计数升高及中性粒细胞比例增高或伴核左移。长时间惊厥可引起一过性脑脊液蛋白轻度升高。由于惊厥可引起血管升压素异常分泌，血电解质测定可见低钠血症。如临床表现不典型可选做脑电图、脑 CT、脑血管造影，或进行某些遗传代谢病的筛查等，以排除其他疾病。

4.诊断标准

（1）典型高热惊厥的诊断标准。

1）最低标准：①首次发病年龄在3个月至6岁，最后复发年龄不超过7岁；②发热在38.5 ℃以上，先发热后惊厥。惊厥多发生于发热24 h内；③惊厥呈全身性抽搐，伴有意识丧失，持续数分钟以内，发作后很快清醒；④无中枢神经系统感染及其他脑损伤；⑤可伴有呼吸、消化系统等急性感染。

2）辅助标准：①惊厥发作 2 周后脑电图正常；②脑脊液常规检查正常；③体格和智力发育史正常；④有遗传倾向。

（2）不应诊断为高热惊厥的情况。

1）中枢神经系统感染伴惊厥。

2）中枢神经系统其他疾病（颅脑外伤、颅内出血、占位病变、脑水肿、癫痫发作）伴发热、惊厥者。

3）严重的全身性生化代谢紊乱，如缺氧、水电解质紊乱、内分泌紊乱、低血糖、低血钙、低血镁、维生素缺乏（或依赖）症、中毒等伴惊厥。

4）明显的遗传性疾病、出生缺陷或神经皮肤综合征（如结节性硬化）、先天性代谢异常（如苯酮尿症和神经节苷脂病等）时的惊厥。

5）新生儿时期惊厥。应进一步详查病因。

（3）高热惊厥持续状态的诊断标准：符合上述高热惊厥诊断标准的最低标准（第③项除外），且有反复或连续惊厥、持续 30 min 以上，在此期间意识不恢复。并非每个患儿均需进行脑电图或脑脊液检查。

（二）门急诊处理

1.一般治疗

（1）保持安静，减少搬动，禁止一切不必要的刺激。

（2）保持呼吸道通畅，头侧向一侧，及时吸去咽喉部分泌物，适当给氧。

2.病因治疗

针对原发疾病采取抗感染等相应治疗。

3.控制惊厥发作

（1）地西泮：每次 0.3~0.5 mg/kg，缓慢静脉注射。该药控制惊厥迅速、疗效肯定，应首选。

（2）苯巴比妥钠：每次 8~10 mg/kg，肌内或静脉缓慢注射。该药起效较慢，一般用于惊厥控制后的维持治疗。

（3）如惊厥持续不止，或已持续 30 min 以上呈惊厥持续状态，应选用以下方法。

1）重复静脉注射地西泮 1 次。

2）氯硝西泮：每次 0.02~0.06 mg/kg，缓慢静脉注射，必要时可于 6~8 h 重复给药 1 次。

3）副醛：每次 0.1~0.2 mL/kg，肌内注射，4 岁以上小儿可稀释为 5%溶液缓慢静脉注射。

4）苯妥英钠：首剂给予负荷量，每次 15~20 mg/kg，稀释于生理盐水或注射用水 50~100 mL 中，于 20~30 min 缓慢静脉注射。12 h 后可给予维持剂量，5~10 mg/（kg·d），分 1~2 次缓慢静脉注射，具体方法同前。该药具有疗效迅速、肯定、不抑制呼吸及意识等特点，便于观察病情变化。近年来应用较多。

4.预防惊厥复发

（1）间歇性短程用药：平时不用药，一旦发热达 37.5 ℃立即经直肠或口服地西泮，0.6~0.8 mg/（kg·d），首剂可用负荷量 0.5 mg/kg；或氯硝西泮 0.05~0.1 mg/（kg·d），维持用药至体温稳定，恢复正常。

（2）长期连续用药：每日服用抗癫痫药，苯巴比妥 3~5 mg/kg 或丙戊酸钠 15~30 mg/kg 口服，连续服药至不再有惊厥发作 2 年以上，再缓慢减量停药。

5.退热治疗

退热治疗包括物理、冷盐水灌肠或退热药降温，如乙酰氨基酚口服，15 mg/kg，每 3~4h 1 次；或使用布洛芬 10 mg/kg，每 6 h 1 次。

6.脑水肿治疗

疑有脑水肿时可静脉注射地塞米松，每次 0.3~0.5 mg/kg；或给予脱水药，常用 20% 甘露醇，每次 2.5~5 mL/kg，快速静脉滴注或静脉注射，必要时 4~6 h 后可以重复。

二、急性呼吸衰竭

急性呼吸衰竭为小儿常见急症的一种。呼吸衰竭是由于呼吸中枢，或呼吸系统原发或继发病变，引起通气和（或）换气功能障碍，出现缺氧和（或）二氧化碳潴留而引起一系列生理功能和代谢紊乱的临床综合征。急骤起病者为急性呼吸衰竭，患儿表现为发绀、呼吸困难、呼吸不规则、节律不整等症状。本症预后较差，病死率高，但随着医疗水平的提高、呼吸机的使用，治愈率有所提高。

（一）门急诊诊断

1.病史

多有支气管、肺、胸膜、肺血管、心脏、神经肌肉或严重器质性疾病史。

2.临床表现

（1）呼吸系统症状。

1）周围性呼吸衰竭：表现为呼吸困难，呼吸节律整齐。呼吸减至 8~10 次/分，表明呼吸衰竭严重。一旦呼吸减至 5~6 次/分，则几分钟之内呼吸即可停止。严重的周围性呼吸衰竭往往伴有中枢性呼吸衰竭。

2）中枢性呼吸衰竭：表现为呼吸节律不整。早期多为潮式呼吸，晚期出现抽泣样呼吸、叹息样呼吸、毕欧式呼吸、呼吸暂停及下颌运动等。

（2）低氧血症表现：一般氧饱和度下降到 80% 以下时出现发绀；中枢神经系统表现为烦躁不安、嗜睡、意识模糊，甚至昏迷、抽搐；心血管系统初见心率增快，血压升高，后期则心率减慢，心音低钝，血压下降，严重缺氧可致心律失常；消化系统见消化道出血，肝功能损害，谷丙转氨酶增高；肾功能损害，出现蛋白尿、白细胞及管型，少尿或无尿，严重缺氧时出现肾衰竭。

（3）高碳酸血症表现：可见神经精神异常，如头痛、烦躁、嗜睡、肌肉震颤或抽搐、谵语，视网膜充血，最后昏迷；如出现脑水肿，可有"两高"（颅压高、肌张力高）、"两乱"（意识紊乱、呼吸节律紊乱）和瞳孔变化；循环系统可见心率增快、血压上升，严重时心率减慢、血压下降、心律失常；高碳酸血症可引起毛细血管扩张症状，皮肤潮红，四肢温暖，口唇樱红，眼结膜充血及水肿。

3.辅助检查

血气分析可发现低氧血症[$PaO_2 < 7.98$ kPa（60 mmHg）]和（或）二氧化碳潴留

$[PaCO_2>6.65\ kPa（50\ mmHg）]$。

4.诊断标准

（1）临床诊断。

1）有引起呼吸衰竭的病因。

2）临床表现：具有中枢性呼吸衰竭或周围性呼吸衰竭不同特点的呼吸困难，以及低氧血症和（或）高碳酸血症所致的各种症状。

3）血气分析：根据动脉血气体分析作出诊断，更为确切。在海平面、休息状态、呼吸室内空气的情况下，$PaO_2<7.98\ kPa（60\ mmHg）$，$PaCO_2>5.99\ kPa（45\ mmHg）$，$SaO_2<0.91$，为呼吸功能不全；$PaO_2<6.65\ kPa（50\ mmHg）$，$PaCO_2\geqslant6.65\ kPa（50\ mmHg）$，$SaO_2<0.85$，为呼吸衰竭。

（2）临床分型：儿科门急诊处理。

1）I型（低氧血症呼吸衰竭）：PaO_2降低，$PaCO_2$正常，见于呼吸衰竭早期。

2）II型（高碳酸血症呼吸衰竭）：PaO_2降低$[PaO_2<6.65\ kPa（50\ mmHg）]$，$PaCO_2$升高$[PaCO_2>6.65\ kPa（50\ mmHg）]$，见于呼吸衰竭的晚期和重症。

（二）门急诊处理

1.病因治疗

分析引起呼吸衰竭的疾病和诱因，及时处理；张力性气胸或大量胸腔积液应马上进行胸腔抽气或排液。颅压增高所致呼吸衰竭，给予快速脱水治疗等。

2.保持呼吸道通畅，改善呼吸功能

呼吸道梗阻可由于黏膜肿胀、痰液阻塞和支气管痉挛等因素造成，多与感染有关。可用下列方法保持呼吸道通畅：①温、湿化气道分泌物及雾化吸入疗法；②协助排痰，定期翻身拍背，以利排痰，负压吸引排痰；③解除支气管痉挛，可选用氨茶碱、酚妥拉明等。

3.氧疗

急性呼吸衰竭时可予100%纯氧吸入，时间不宜超过12 h，以后改为60%氧以防中毒。定期行血气监测，使血氧分压保持在8.66~11.3 kPa（65~85 mmHg）。

4.应用呼吸兴奋药

主要作用是兴奋呼吸中枢或刺激颈动脉窦和主动脉体的化学感受器，反射性地兴奋呼吸中枢。前者可用氢溴酸东莨菪碱、尼可刹米（可拉明），后者可用洛贝林。可交替肌内注射、静脉注射或滴入。但有呼吸道严重阻塞或分泌物潴留的患儿，神经肌肉疾病引起的限制性呼吸障碍或严重广泛肺内病变者，呼吸兴奋药无效。

5.维持心、脑、肺、肾功能

（1）强心药及血管活性药物：宜小量、缓慢、分次给予，如酚妥拉明0.3~0.5 mg/kg静脉滴注，一日数次。

（2）呼吸兴奋药：效果不大，未成熟儿呼吸中枢受抑制时再考虑使用。

（3）脱水药：甘露醇1 g/kg快速静脉滴注，每日2~3次。

（4）利尿药：防治肺水肿。可用呋噻米或乙酰唑胺，注意防止电解质紊乱。

（5）肾上腺皮质激素：如地塞米松每日0.5 mg/kg静脉滴注，疗程一般不超过5 d。

6.维持水、电解质及酸碱平衡

静脉输液供给应有的热量、水和电解质，防止脱水和电解质失衡。呼吸性酸中毒的纠正，主要从改善通气功能入手。

7.应用机械呼吸器

凡无张力性气胸、大量胸腔积液或多发性肺大疱等禁忌证者，若有严重通气不足、难以自行维持气体交换需要，即可应用呼吸器。

8.应用抗生素

肺部感染是引起呼吸衰竭的常见原因，而其他疾病也常并没呼吸道感染。如感染在支气管及肺，入院后应即做细菌培养及药敏试验，选用适当抗生素。

（王英娟）

第二节　儿童糖尿病与甲状腺功能亢进症

一、儿童糖尿病

糖尿病（DM）是一种以高血糖为主要生化特征的全身慢性代谢性疾病，儿童糖尿病主要是指在 15 岁以前发生的糖尿病，是体内胰岛素缺乏或胰岛素功能障碍所致糖、脂肪和蛋白质代谢异常的一种全身性慢性疾病。

（一）儿童时期糖尿病的病因分类

1.胰岛素依赖型糖尿病（IDDM）

又称 1 型糖尿病。它又分为 1A 型和 1B 型两个亚型。IDDM 是以胰岛β细胞破坏、胰岛素分泌绝对缺乏所造成的糖、脂肪和蛋白质代谢紊乱的一类糖尿病，必须使用胰岛素治疗，98%儿童期糖尿病属此类型。

2.非胰岛素依赖型糖尿病（NIDDM）

又称 2 型糖尿病。NIDDM 是一类胰岛β细胞分泌胰岛素不足和（或）靶细胞对胰岛素不敏感（胰岛素抵抗）所致的糖尿病，在儿童期发病者甚少，但由于我国近年来发生儿童肥胖症明显增多，于 15 岁前发病者有增加趋势。青少年 MODY 型糖尿病（青少年成熟型糖尿病），是一种常染色体显性的单基因遗传病，儿童罕见。

3.其他特殊类型糖尿病

包括胰腺疾病、内分泌病、药物或化学物直接引起的糖尿病以及某些遗传病、胰岛受体异常等引起的糖尿病，如 21-三体综合征、特纳综合征、甲状腺功能亢进症等伴随糖尿病，但儿童期发病者均非常少见。

（二）病因与发病机制

流行病学调查提示，糖尿病的发生与生活方式、饮食、感染、地理环境等有关。近年研究表明，IDDM 的发生与胰岛自身免疫、遗传易感性及环境因素密切相关。

1.遗传因素

在 IDDM 的发病过程中起着重要的作用。目前已知该病为多基因遗传病，有多个基因与糖尿病的遗传易感性有关。在遗传因素中发现与 HLA 的某些类型有关，特别是与 HLA-DR3 和 HLA-DR4 有关。目前研究较多的是 1 型糖尿病与人类白细胞抗原（HLA）的 DQ 系统，发现携带 HLA-DQA152 位精氨酸、HLA-DQB157 位非门冬氨酸决定了 1 型糖尿病的易感性；反之，HLA-DQA152 位非精氨酸和 HLA-DQB157 位门冬氨酸决定了 1 型糖尿病的保护性。

2.环境因素

环境因素与 IDDM 的关系复杂。包括病毒感染、环境中化学毒物、营养中的某些成分等可能对带有易感性基因者产生 B 细胞毒性作用，激发体内免疫功能的变化，最后导致 IDDM 的发生。①病毒感染：在环境因素中对柯萨奇病毒、巨细胞病毒、脑心肌炎病毒等致动物糖尿病的研究较多，其他病毒还包括 EB 病毒、流行性腮腺炎病毒及风疹病毒等感染均可引起糖尿病；②食物中的牛乳蛋白：包括α-酪蛋白、β-酪蛋白、乳球蛋白等，可致机体产生相应交叉抗体；③牛胰岛素：牛乳中含有牛胰岛素，可引起机体免疫反应。

3.自身免疫

研究发现，导致胰岛β细胞破坏的过程涉及淋巴细胞、细胞因子、自由基等多个细胞免疫环节。T 淋巴细胞是破坏胰岛的主要浸润细胞，可直接或间接地杀伤β细胞。同时 T 淋巴细胞、巨噬细胞等分泌产生的淋巴因子和炎症前因子对胰岛β细胞有破坏作用。氧自由基可作为细胞因子诱导β细胞破坏的中介者。体液免疫表现为体内出现自身抗体，引起免疫细胞间的复杂作用，产生一些有攻击胰岛β细胞作用的细胞因子，而导致胰岛β细胞的死亡。此外，患者还可伴有其他免疫性疾病，如甲状腺功能亢进症、桥本甲状腺炎等。

（三）临床表现

起病较急，部分患儿常因感染或饮食不当而诱发。典型表现：三多一少（多饮、多尿、多食和体重减轻），多尿常为首发症状，如夜尿增多，甚至发生遗尿，较大儿童突然出现遗尿，应考虑有糖尿病的可能性。体格检查时除见有体重减轻、消瘦外，一般无阳性体征。酮症酸中毒：为首发症状者占 20%~30%，年龄越小酮症酸中毒的发生率越高。神经系统表现：精神萎靡、意识模糊，甚至昏迷；呼吸深长，有酮味，节律不整；口唇樱红，恶心、呕吐、腹痛；皮肤弹性差，眼窝凹陷，甚至休克等。糖尿病不好时可发生生长落后、身矮、智能发育迟缓，出现糖尿病侏儒、白内障、视力障碍、视网膜病变，甚至双目失明，还可有蛋白尿、高血压等糖尿病肾病。急性代谢紊乱期，从出现症状至临床诊断时间多在 3 个月以内，需要用胰岛素治疗，缓解期胰岛素需要量减少，历时数周至年余，逐渐进入糖尿病强化期，胰岛素用量增多，经过数月病情稳定，胰岛素用量比较稳定，称为永久糖尿病期。

（四）并发症

1.急性并发症

IDDM 最常见的急性并发症为糖尿病酮症酸中毒和低血糖，前者为胰岛素不足，后者为胰岛素过量。

（1）糖尿病酮症酸中毒：儿童时期糖尿病有 1/3 以上发生酮症酸中毒，表现为不规则深长呼吸，有酮体味，突然发生恶心、呕吐、厌食或腹痛、腿痛等症状，严重者出现意识改变。通常血糖甚高，血生化示不同程度酸中毒，血、尿酮体增高。

（2）低血糖：由于胰岛素用量过多或用药后未按时进食而引起。表现为心悸、出汗、饥饿感、头晕或震颤等，严重者可致昏迷、惊厥，若不及时抢救可致死亡。反复低血糖发作可引起脑功能障碍。

（3）感染：与免疫功能障碍有关。可发生各种感染，包括呼吸道、泌尿系及皮肤等急慢性感染。严重感染可发生中毒性休克。

（4）糖尿病高渗性非酮症性昏迷：在儿童中较少见。表现为糖尿病昏迷伴高血糖（血糖常大于 28 mmol/L），但无酸中毒，血、尿酮体无明显增高，血浆渗透压＞310 mmol/L。

2.中期并发症

主要与治疗不当有关。中期并发症若持续时间不长则为可逆性的。

（1）骨骼和关节异常：表现为关节活动受限，首先发生一指掌关节不能伸展，然后可发展至全身关节；骨质疏松。

（2）生长障碍：典型者称为 Mauriac 综合征，表现为面色苍白、皮肤增厚、腹部膨隆、肝大，可有满月脸。

（3）其他：注射部位的皮下脂肪组织萎缩或肥厚、性成熟延迟、智力发育受损、白内障、IDDM 患儿（尤 5 岁前发病者）神经心理发育可有一定程度受损等。

3.慢性并发症

（1）糖尿病视网膜病：是糖尿病微血管病变最常见的并发症，90%患者最终将出现此并发症，造成视力障碍，甚至失明。

（2）糖尿病肾病：其患病率随病程而增加，30%~40%的 IDDM 患儿有明显的肾病，肾衰竭也是引起儿童期糖尿病死亡的原因之一。

（3）糖尿病周围神经病变：儿童 IDDM 并不多见，18 岁以下约占 3%。

（五）辅助检查

1.尿糖检查

当糖尿病患者血糖超过肾阈值（＞8.9 mmol/L）时尿糖可出现阳性，尿糖定性一般经常阳性。糖尿病酮症或酮症酸中毒时尿酮体阳性，有时可有尿蛋白阳性。

2.血液检查

（1）血糖：增高，随机检测血糖可＞11.1 mmol/L，轻症患者空腹血糖＞6.7 mmol/L。

（2）血脂：血清胆固醇、甘油三酯均可明显增高。

（3）血电解质：发生酮症酸中毒时血电解质紊乱，应测血 Na^+、K^+、Cl^-、CO_2CP、血 pH、血浆渗透压。

（4）血酮体：增高。

（5）血常规检查：白细胞可增多。

3.糖化血红蛋白

糖化血红蛋白是血中葡萄糖与血红蛋白非酶性结合产生的，可以反映红细胞半衰期即 60 d 内的血糖平均水平。正常人为 4%~6%，未治疗患者常大于正常的 2 倍以上。治疗后的 IDDM 患者最好能＜9%，最高应低于 10%。

4.葡萄糖耐量试验

一般 1 型糖尿病不需做葡萄糖耐量试验。葡萄糖耐量试验仅用于无明显症状、尿糖偶尔阳性而血糖正常或稍增高的患儿。

（六）诊断

儿童时期糖尿病诊断标准：①空腹血糖≥7.0 mmol/L，并有糖尿病症状；②随机血糖≥11.1 mmol/L；③糖耐量试验中 2 h 血糖≥11.1 mmol/L。凡符合上述任何一条即可诊断为糖尿病。不典型病例应做葡萄糖耐量试验、糖化血红蛋白等。

（七）治疗

IDDM 的治疗是综合性的，包括：①消除临床症状；②预防糖尿病酮症酸中毒发生；③避免发生低血糖；④保证患儿正常生长、发育和性成熟；⑤防止肥胖；⑥防止和及时纠正情绪障碍；⑦早期诊断和治疗并发症及伴随疾病；⑧防止慢性并发症的发生和发展。

1.胰岛素治疗

胰岛素仍是 IDDM 治疗的最主要的药物。

（1）胰岛素制剂和作用：胰岛素从作用时间上分为短效（RI）、中效（NPH）和长效（PZI）3 类。

（2）新诊患儿的初始治疗：开始胰岛素治疗应选用短效胰岛素（RI），初始剂量应根据患儿体重计算，每日 0.4~1.0 U/kg，分 4 次于早、午、晚餐前 20~30 min 皮下注射，临睡前再注射一次。每日胰岛素总量的分配：早餐前 30%~40%、午餐前 20%~30%、晚餐前 30%、临睡前 10%。

（3）胰岛素的调节：一般当饮食和运动量固定时血糖是调节胰岛素的根据。用 RI 时应根据每餐后及下一餐前的血糖调节次日该餐前的胰岛素剂量。每次增加或减少胰岛素的剂量不宜过大，1~2 U 为宜。

（4）胰岛素治疗的并发症主要有以下几种。

1）低血糖：严重者可致永久性脑损伤，应及时加餐或饮含糖饮料。

2）慢性胰岛素过量：即低—高血糖反应。如清晨尿糖阴性或弱阳性，而尿酮体阳性，则提示夜间低血糖，应检测早晨 2~3 时血糖，并减少晚餐前或睡前胰岛素用量。

3）慢性胰岛素量不足生长缓慢、肝大、高血脂和高血糖并易出现酮症酸中毒。

4）局部或全身过敏反应。

5）胰岛素耐药。

6）注射部位皮下脂肪组织萎缩或肥厚：每次移换注射部位可避免。

2.饮食治疗

（1）热量需要：应满足儿童年龄、生长发育和日常生活的需要。每日总热量（J）＝4 185+（年龄×70-100）。3 岁以内者用每岁 418 J，10 岁以上 292~334 J。

（2）食物的成分：糖类 50%~55%、蛋白质 15%~20%、脂肪 30%，脂肪宜用含不饱和脂肪酸的植物油，蛋白质宜选动物蛋白。

（3）热量分配：全日热量分三大餐和三次点心，早餐为总热量的 20%，午餐和晚餐各 30%，上午和下午的餐间点心各 5%，睡前点心为 10%。

3.运动治疗

糖尿病患儿应每日安排适当的运动，运动前减少胰岛素用量或运动前后适当加餐，防止发生低血糖。运动应在血糖控制良好后开始，并坚持每日固定时间运动，有利于热量摄入量和胰岛素用量的调节。

4.糖尿病酮症酸中毒

（1）纠正脱水、酸中毒及电解质紊乱：按中度脱水计算输液量（80~100 mL/kg），再加继续丢失量后为 24 h 的总液量，开始先给生理盐水 20 mL/kg，脱水严重时可再加入 20 mL/kg，以后根据血钠决定给 1/2 张或 1/3 张不含糖的液体。前 8 h 输入总液量的 1/2，余量在后 16 h 输入，同时见排尿后即加入氯化钾 3~6 mmol/kg。当血 pH＜7.2 时纠正酸中毒，通常先给计算量的一半，再测血气分析，如 pH＞7.2 时则不再需碱性液。

（2）胰岛素应用：采用小剂量胰岛素持续静脉输入，儿童胰岛素用量为每小时 0.1 U/kg，加入生理盐水中输入。

二、甲状腺功能亢进症

甲状腺功能亢进症（简称甲亢）是由于甲状腺激素分泌过多，引起机体高代谢状态，临床表现为心动过速、多食、消瘦、畏热、多汗、眼球外突、易激动、甲状腺肿大及基础代谢率增高等表现。

（一）病因及分类

1.弥漫性毒性甲状腺肿

又称 Craves 病或 Basedow 病，为自身免疫性疾病。

2.结节性毒性甲状腺肿

又称 Plummer 病，甲状腺呈结节状增生，部分可发展为腺瘤。

3.亚急性甲状腺炎引起的甲亢

由于甲状腺组织被炎症破坏，储存在甲状腺内的甲状腺激素被释放至血中，出现暂时性甲亢。

4.慢性淋巴细胞性甲状腺炎（桥本病）引起的甲亢

属于甲状腺自身免疫性疾病。当甲状腺组织受损，滤泡破裂而释放出甲状腺激素时，可出现甲亢症状，但是甲状腺病理上有弥漫性淋巴细胞浸润，腺上皮萎缩及纤维增生，最后出现甲状腺功能低下表现，所以这种甲亢也是暂时性的，又称假性甲亢。

5.医源性甲亢

误服过多甲状腺片，以致使患儿出现消瘦、心悸、出汗等甲亢表现。服用碳酸锂后，因甲状腺内碘库扩大后产生脱逸现象，可引起甲亢。

6.碘甲亢

以碘作为治疗或预防地方性甲状腺肿可致甲亢，但甲状腺吸碘率低。

7.甲状腺肿瘤引起的甲亢

肿瘤组织本身或其转移灶均可有摄取碘及分泌甲状腺激素的功能而引起甲亢。

8.新生儿甲亢

甲亢孕妇血中存在 LATS 可通过胎盘传给胎儿。一般多为暂时性。

9.TSH 增高型甲亢

又称 TSH 毒症。血 T_3、T_4 及 TSH 均增高，可以有以下原因：垂体肿瘤、选择性垂体无反应症（属于甲状腺不应症的一种，有遗传性）、家族性甲亢（垂体前叶有缺陷）。

10.T_3、T_4 毒症

目前认为二者不是独立疾病，而是甲亢某个阶段，可表现单纯血 T_3 高或血 T_4 高，或是治疗后在恢复过程中出现上述结果。

11.甲亢合并其他疾病

可与其他内分泌疾病或自身免疫病共存。

（二）病理变化

甲状腺腺体呈对称性肿大，腺滤泡细胞增多，由立方形变为柱状，血管明显增多，淋巴组织也增多。伴眼球突出者有球后组织水肿及脂肪增加，淋巴细胞浸润，退行性病变及纤维组织增生。有少数病例腺内有结节，周围组织常萎缩。

（三）临床表现

小儿患甲亢约占甲亢总病例 5%，以学龄儿童多见。

1.神经系统

表现为激动、不安、失眠、精神紧张、多虑、思想不集中、言语行动急促、手指细震颤、面部潮红等。

2.心血管系统

常有心悸，轻重程度不一，在情绪激动、体力劳动、进食后更易发生。睡眠时心率仍不减慢，收缩压常增高，舒张压可下降。

3.消化系统

食欲亢进，可有腹泻。

4.代谢增高的表现

怕热，多汗，食欲亢进而体重反而下降，常感倦怠乏力，可有低热。

5.甲状腺肿大

表面光滑，质地柔软，大多两侧对称。有时可触到震颤和听到血管杂音。

6.突眼症

眼发胀，似两眼炯炯有神，稍突出。

7.其他

骨骼常有脱钙或骨质疏松，可发生骨痛、骨折、肌肉无力等。

8.甲状腺功能亢进危象

发作急骤，前述各种症状加重，高热常在 39 ℃以上，心率可达 150~200 次/分。患者表现有焦虑不安、谵妄、大汗、呕吐、腹泻、失水和循环衰竭等。

（四）实验室检查

主要测定血总 T_4（TT_4）、总 T_3（TT_3）、游离 T_4（FT_4）、游离 T_3（FT_3）及灵效 TSH 即可确诊。

（五）诊断

典型病例，根据神经精神症状、代谢增高、突眼、甲状腺肿大和循环系统方面的表现，临床诊断一般不难。但在疾病早期、轻症或不典型病例，应根据情况选择必要的辅助检查，以明确诊断。

（六）鉴别诊断

本病应与下列情况相鉴别：①眼部肿瘤、球后出血等造成的突眼；②单纯性甲状腺肿，多发生在青春期，心率正常，血 FT_3、FT_4、T_3、T_4 正常；③慢性淋巴细胞性甲状腺炎，少数可表现为甲亢，血中可测得抗甲状腺球蛋白抗体及抗甲状腺微粒体抗体，多数甲状腺功能降低或正常，或假性甲亢；④甲状腺肿性克汀病，有遗传家族史，伴甲状腺功能降低表现；⑤甲状腺囊肿、肿瘤，局部可扪及肿块，扫描及超声检查可协助明确肿物性质；⑥甲亢患者有时血糖可稍增高，一般在 7.7 mmol/L 以下，尿糖可阳性，约 3.3% 甲亢可合并有糖尿病；⑦甲状腺功能正常的高 T_3、高 T_4 血症；⑧黏稠综合征及新生儿甲亢均可表现有呕吐、黄疸、颤抖、心动过速、呼吸急促、心力衰竭、呼吸困难及肝脾大等，前者常有低血糖、低血钙及脑症状等。

（七）治疗

1.一般治疗

心理和对症支持治疗，发病早期及病情较重时应卧床休息，使身心得到安宁，避免外来的刺激和压力，饮食应富含蛋白质、糖类及维生素等。

2.抗甲状腺药物

常用的有他巴唑、甲亢平、甲基硫氧嘧啶、丙基硫氧嘧啶、碘剂等。

3.手术治疗

甲状腺次全切除术适用于甲状腺明显肿大压迫邻近器官者；结节性甲状腺肿伴有功能亢进者；长期抗甲状腺药物治疗、停药后又复发者；药物治疗不能控制症状等。

4.放射性治疗

适用年龄在 17 岁以上、病情中度的弥漫性甲状腺功能亢进者、长期用抗甲状腺药物治疗无效或对此类药物有严重反应者、手术后复发和合并严重疾患如心脏病不能手术者。

5.新生儿甲亢的治疗

轻者不必用药。症状明显的可用丙基硫氧嘧啶 5~10 mg，每 8h 1 次，口服 1~2 周，重症加服心得安 2 mg/（kg·d），以及对症治疗，必要时输液，使用抗生素及皮质激素等。

6.甲亢危象的治疗

诱因有感染、劳累、手术前准备不充分、精神创伤等。可表现为高热、脉速、烦躁不安、大量出汗、吐泻，重症伴有休克。治疗应给予大量碘剂口服加静脉注射，卢戈液 10~20 滴每 6 h 口服，NaI 0.25 g 加入葡萄糖生理盐水内静脉滴注，用碘前 1 h 加服丙基硫氧嘧啶（能使 T_4 在周围组织内转化为 T_3 减少，故在危重情况较他巴唑为优）100~150 mg 每 6 h 口服。心得安每次 0.1~0.3 mg/kg（最大量每次 5 mg）缓慢静脉推注。吸氧、退热、镇静、控制感染，必要时给予洋地黄控制心力衰竭等。

（邹国涛）

第三节　先天性甲状腺功能减退症

甲状腺功能减退症简称甲减。根据病因可分为两大类：散发性和地方性。散发性甲减是由于先天性甲状腺发育不良、异位或甲状腺激素合成途径缺陷所致的内分泌疾病，临床较常见，发生率为 1/5 000~1/7 000；地方性甲减多见于甲状腺肿流行的地区，是地区性水、土和食物中碘缺乏所致。

一、病因与发病机制

（一）散发性先天性甲减

主要是由于先天性甲状腺发育障碍及甲状腺激素合成途径缺陷所致。

1.甲状腺组织未发育、发育不全或异位

又称原发性甲减。其原因可能与相关基因遗传缺陷有关，如甲状腺缺如、发育不良、异位等，约占先天性甲减患者的 90%，其中约 1/3 病例甲状腺可完全缺如。

2.甲状腺激素合成途径障碍

其发病率仅次于甲状腺发育缺陷，多为常染色体隐性遗传病。甲状腺激素的合成需多种生物酶参与（如过氧化物酶、甲状腺球蛋白合成酶等），任何因素引起酶的先天缺陷都可导致甲状腺激素水平低下。

3.促甲状腺激素（TSH）缺乏

又称下丘脑—垂体性甲减，是指因特发性垂体功能低下或下丘脑—垂体发育缺陷（TRH 不足）导致垂体分泌 TSH 障碍而起病。常与其他垂体激素联合缺陷，临床称为多垂体激素缺乏综合征（CPHD）。

4.甲状腺或靶器官反应低下

甲状腺反应低下是指甲状腺细胞膜上 Gsα蛋白缺陷，使 cAMP 生成障碍而对 TSH 不敏感，与促甲状腺素受体（TSH-R）基因突变有关。靶器官反应低下是甲状腺激素靶器官对 T_3、T_4 不敏感所致，与β甲状腺素受体基因缺陷有关。

5.母体妊娠期摄入致甲状腺肿药物

又称暂时性甲减，如丙基硫脲嘧啶等，使母体 TSH 受体阻断抗体可通过胎盘进入胎儿体内起作用，通常在 3 个月内消失。

（二）地方性先天性甲减

多因孕妇饮食缺碘，妊娠时母体甲状腺功能减退是地方性先天性甲减高发病率的一种危险指标，缺碘使母体和胎儿的甲状腺竞争性摄取有限的碘化物，结果同时影响母体和新生儿的甲状腺激素合成，致使胎儿在胚胎期即因碘缺乏而导致先天性甲减。

二、临床表现

主要特点有智力迟钝、生长发育迟缓及基础代谢率低下。

（一）新生儿及婴儿甲减

新生儿甲减症状和体征缺乏特异性，大多数较轻微，但仔细询问病史及体检常可发现可疑线索，如母孕期胎动少、约20%过期产分娩、出生体重常大于第90百分位（常＞4 kg）；生理性黄疸延长，黄疸加深，嗜睡，少哭、声音嘶哑、哭声低下、纳呆，舌大宽且厚、吸吮力差，体温低，便秘，前囟可达4 cm×4 cm，后囟可大于0.5 cm×0.5 cm，鼻根低，眼距宽，前后发际低，腹胀、脐疝；心率缓慢、心音低钝等。

（二）幼儿及儿童甲减

大多数先天性甲减患儿常于出生后数月或1~2年后就诊，此时甲状腺素缺乏严重，因而症状典型。患儿症状的严重程度与甲状腺素缺乏程度和持续时间密切相关。生长发育迟缓，智力低下，表情呆滞，安静，出牙、坐、站、走等均落后于同龄儿。

（1）特殊面容：面部臃肿，表情淡漠，反应迟钝。毛发稀疏，唇厚舌大，舌外伸，眼睑水肿，手足宽、厚，指（趾）短。

（2）神经系统功能障碍：智力低下，记忆力、注意力均降低。运动发育障碍，行走延迟，并常伴有听力减退，感觉迟钝，嗜睡、昏迷等。

（3）生长发育停滞：身材矮小，上、下部量比值常＞1.5，骨发育明显延迟。

（4）心血管功能低下：脉搏细弱，心音低钝，心脏扩大，可伴心包积液，心电图呈低电压，P-R延长，传导阻滞等。

（5）消化道功能紊乱：纳呆，腹胀，便秘，大便干燥，胃酸减少，易被误诊为先天性巨结肠。

（三）地方性甲减

本病可分为神经型、黏液性水肿型及混合型。

1.神经型

以共济失调、痉挛性瘫痪、聋哑和智能低下为特征，身高低于正常，且甲状腺功能正常或仅轻度减低，临床没有明显甲减表现。

2.黏液性水肿型

以生长和性发育明显落后、黏液水肿、智能低下为特征，血清（T_4）降低、TSH升高。约25%患儿有甲状腺肿大。

3.混合型

以上两种类型同时存在，大多数为混合型。

三、辅助检查

（一）血清 T_4

正常值45~130 μg/L。新生儿期＜60 μg/L即为降低，应除外由于TBG减少而使T_4降低。

（二）血清 T_3

正常值800~2 000 ng/L，轻症往往正常，严重甲减时才降低，地方性甲减可增高。某些慢性病、肝病时可降低，但是血清T_3增高，甲状腺功能正常。

（三）血清 TSH

正常值＜10 mU/L。本病常＞20 mU/L，如在10~20 mU/L，表示甲状腺储备功能降低。

（四）血清甲状腺球蛋白

如为阴性说明无甲状腺组织，或甲状腺球蛋白合成异常；如为阳性而血 T_4、T_3 下降，TSH 上升说明有残余甲状腺组织。

（五）TRH 激发试验

用于鉴别下丘脑或垂体性甲减。若试验前血 TSH 值正常或偏低者，在 TRH 刺激后引起血 TSH 明显升高，表明病变在下丘脑；若 TRH 刺激后血 TSH 不升高，表明病变在垂体。

（六）其他

血糖降低，血胆固醇及甘油三酯增高，血 CPK、LDH 增高，基础代谢率低等。

（七）吸碘率

可判断甲状腺位置、大小、发育状况及其占位性病变。甲减时 24 h 吸碘率＜12%，（正常 45%），如＜12% 为先天性甲减。现儿科已较少应用。

（八）X 线检查

骨龄落后，化骨核数目少且小，且呈点状骨骺是由于钙化不全之故。新生儿可照膝部，股骨远端及胫骨近端化骨核本病与早产儿均为阴性。小于 6 岁可照腕与手部，大于 6 岁可照腕、手及肘部。新生儿甲减患儿骨龄可能正常，数月后方见骨生长缓慢。儿童期甲减患儿干骺端有时会出现钙化不规则，股骨远端骨化中心变扁，股骨颈增宽，并向内弯曲呈髋内翻畸形。

（九）心电图检查

示低电压、窦性心动过缓，T 波平坦、倒置，偶有 P-R 间期延长，QRS 波增宽。

（十）甲状腺 B 超检查

可用于了解甲状腺的位置、大小、密度分布。

（十一）超声心动图检查

发现心包积液。

四、诊断与鉴别诊断

（一）新生儿甲减诊断

本病在新生儿期不易确诊，故对新生儿进行群体筛查是诊断本病的重要手段。出生时的环境刺激会引起新生儿一过性 TSH 增高，出生后 30~60 min 内达高峰，1~4 d 逐渐下降，故应避开这一生理性 TSH 高峰，标本采集必须在出生后 30 min 内采脐血或 4~7 d 以后进行。T_4、TSH 阳性者采静脉血复查。

（二）幼儿及儿童甲减诊断

根据典型的临床症状、甲状腺功能测定、甲状腺抗体测定综合判断，由于游离甲状腺素（FT_3、FT_4）可穿过血管壁进入组织，直接与靶细胞作用而发挥生物学效应，可不受甲状腺结合球蛋白浓度影响，故测定价值较大。甲状腺放射性核素显像、超声检查和骨龄测定都有助于确诊。

（三）本病常需与下列疾病相鉴别

1.21-三体综合征

又称先天愚型。患儿智能、骨骼和运动发育均迟缓，有特殊面容：眼距宽、外眼角上斜、鼻梁低、舌外伸，关节松弛，皮肤和毛发正常，无黏液水肿。染色体核型分析呈21-三体型。

2.先天性软骨发育不良

四肢短，躯干正常，故属不匀称矮小；头大，指短分开（三叉指），腹膨隆，臀后翘，骨骼 X 线摄片检查可资鉴别。

3.先天性巨结肠

患儿出生后即开始便秘，腹胀，并常有脐疝，但其面容、精神反应和哭声等均正常。

4.黏多糖I型

出生时大多正常，不久便可出现临床症状。头大，鼻梁低平，丑陋面容，毛发增多，肝脾大，X 线检查可见特征性肋骨飘带状。

5.脑发育不全

眼神呆滞，常有外斜视，全身比例正常，皮细，无黏液性水肿，基础代谢率不降低，血 T_4 正常。

6.垂体性侏儒

智力正常，全身比例正常，面容正常，皮肤细，很少黏液性水肿与便秘，血中生长激素减少，TSH 正常。

7.肾性佝偻病

智力正常，有佝偻病体征，血钙低，血磷高，骨碱性磷酸酶升高，长骨 X 线检查有佝偻病改变。

8.苯丙酮尿症

智力低下，尿有鼠尿霉臭味，毛发黄，皮肤白皙，可有抽风，尿 $FeCl_3$ 试验可呈阳性，血苯丙氨酸常大于 1.22 mmol/L（正常 0.06~0.18 mmol/L）。

9.原发性与继发性甲减的鉴别

原发性甲减 TSH 常大于 20 mU/L，继发性甲减 TSH 常小于 10 mU/L。

五、治疗

一旦确诊立即治疗，对先天性甲状腺发育异常或代谢异常起病者需终身治疗。甲状腺素是治疗先天性甲减的最有效药物。饮食中应富含热量、蛋白质、维生素及矿物质等。

目前甲状腺素制剂主要有 3 种。①干甲状腺片：从动物（猪、牛）的甲状腺中提取，较稳定，半衰期 6 d 左右；②左旋甲状腺素钠：是干甲状腺片中的主要成分，肠道吸收完全；③左旋三碘甲腺酪氨酸钠：作用较左旋甲状腺素钠更迅速，不仅进入周围组织速度快，而且代谢、排泄较迅速，一般用于紧急状态。

干甲状腺片用法：开始量应由小至大，尤其病久代谢率低下者，以防心力衰竭。

应定期查血 T_4、TSH 及临床观察疗效以确定剂量，以免剂量不足影响生长发育或过量引起腹泻、心悸、多汗、烦躁不安、发热、消瘦等。

（王英娟）

第三章　儿科神经系统疾病

第一节　癫痫持续状态

癫痫持续状态指一次癫痫发作持续 30 min 以上，或连续多次发作，发作间隙意识不恢复者。若不及时治疗，可因器官功能衰竭而死亡，或造成持久性脑损害后遗症。

一、癫痫持续状态的临床分型

各型癫痫患者均可出现持续状态。可根据临床表现及脑电图对癫痫持续状态进行分类。首先分为全身性的及部分性的，进而分为惊厥性的及非惊厥性的。癫痫持续状态的国际分类如下。

（一）全身性癫痫持续状态

1.全身惊厥性癫痫持续状态

（1）强直—阵挛性癫痫持续状态（大发作）：①全身性癫痫持续状态；②开始为部分性的，继发为全身性的癫痫持续状态。

（2）强直性癫痫持续状态。

（3）阵挛性癫痫持续状态。

（4）肌阵挛性癫痫持续状态。

2.全身非惊厥性癫痫持续状态

（1）典型失神性癫痫持续状态。

（2）非典型失神性癫痫持续状态。

（3）失张力性癫痫持续状态。

（二）部分性癫痫持续状态

1.部分惊厥性癫痫持续状态

（1）简单部分性癫痫持续状态。

（2）持续性部分性癫痫持续状态。

2.部分非惊厥性癫痫持续状态

部分非惊厥性癫痫持续状态指复杂部分性癫痫持续状态（精神运动癫痫持续状态）。

二、临床表现

（一）强直—阵挛性癫痫持续状态

强直—阵挛性癫痫持续状态又称大发作持续状态。强直—阵挛性发作连续反复出现，间歇期意识不恢复。开始时与一般强直阵挛发作相似，以后症状加重，发作时间延长，间隔缩短，昏迷加重。出现严重自主神经症状，如发热、心动过速或心律紊乱、呼吸加快或呼吸不整。血压开始时升高，后期下降，腺体分泌增加，唾液增多，气管、支气管分泌物堵塞，以致上呼吸道梗阻，出现发绀。此外，常有瞳孔散大，对光反射消失，角膜反射消失，并出现病理反射。

这种发作类型可以从开始就表现为全身性强直阵挛发作，也可能由局限性发作扩展而来。患儿意识障碍程度与强直—阵挛发作所致脑缺氧、脑水肿有关，每次发作又可引起大脑缺氧、充血、水肿，多次反复发作后，则造成严重脑缺氧和脑水肿，而脑缺氧和脑水肿又可产生全身性强直—阵挛发作，形成恶性循环。

发作可持续数小时至数日。发作可以突然停止；或逐渐加长间隔，发作减轻，然后缓解。强直阵挛发作持续状态的病死率约为20%，死因为呼吸循环衰竭、肺部感染、脑水肿或超高热等。

（二）半侧性癫痫持续状态

半侧性癫痫持续状态表现为半侧肢体抽搐，这一类型癫痫持续状态主要见于小儿。常见于婴儿。虽为半侧发作，但定位意义不大，可由于代谢紊乱（如低血钙、低血镁、低血糖等）或缺氧引起，有时表现为左右交替性发作。

发作开始时双眼共同偏视，然后一侧眼睑和面肌抽搐，继而同侧上肢和下肢呈阵挛性抽动，发作持续时间长短不等，平均1 h左右，间歇期数秒至10 min，甚至更长。

在发作间歇期常有神经系统异常体征，惊厥一侧的肢体可有偏瘫和病理反射。偏瘫程度轻重不等，常为暂时性瘫痪，称为"Todd瘫痪"。若有脑器质性病变，可出现永久性偏瘫。

如发作由局部开始（如面部或手指），然后扩展至整个半身者，其脑电图常在颞部、中央区或顶枕部有局限性异常。也有发作一开始就出现整个半身的阵挛性抽动；或表现为左右两侧交替发作，又称为"半身性大发作"。其脑电图常表现为弥散性两侧同步性异常。这种发作是小儿癫痫的特殊类型，发作持续时间长，常表现为癫痫持续状态。

（三）局限性运动性癫痫持续状态

发作时抽动常见于面部，如眼睑、口角抽搐；也可见于拇指、其他手指、前臂或下肢。抽动持续数小时、数日、数周或数月。发作时意识不丧失，发作后一般不伴麻痹，又称为"持续性部分性癫痫"。多由于大脑皮质中央的局限性病灶引起。常是病毒性脑炎、生化代谢异常引起的脑病所致，由肿瘤引起者较少见。

也有些患儿局限性运动性癫痫泛化，继发成全身性强直阵挛发作持续状态。

（四）失神癫痫持续状态

多见于10岁以内原有癫痫的小儿。失神发作频频出现，呈持续性意识障碍，但意识并未完全丧失。发作持续时间长短不一，由数小时、数日甚至数月不等。半数病例在数小时内缓解。

因意识障碍程度不同可分为4种类型。

1.轻度意识障碍

思维反应变慢，表达迟钝，不易被发觉，但年长患儿自己可感觉到。

2.嗜睡

约 7%患儿表现为闭目，眼球上转，精神运动反应少，嗜睡。用力呼唤时，患儿可勉强回答，或用简单手势或单个字回答。不能自己进食，不能控制排尿，勉强行走时表现为步态蹒跚和行走困难。

3.显著意识浑浊

患儿不说话或语音单调，少动，定向力丧失。患儿的感觉、思维、记忆、注意、认识、运用等高级神经活动都有障碍，有时误认为中毒性脑病或中枢神经变性病。

4.昏睡

表现为癫痫木僵状态，昏睡，闭目不动，仅对强烈刺激有反应，不能进食，膀胱括约肌失禁。有时可出现上肢不规则肌阵挛。失神发作持续状态时，意识障碍程度，时轻时重，发作可以自然缓解或用药后才能停止，有时可以进展为继发性全身性强直阵挛发作。典型的失神发作持续状态在发作时脑电图呈持续性双侧同步性、对称性 3 C/S 棘慢波，短者持续数分钟，长者持续数日。

（五）精神运动性癫痫持续状态

精神运动性癫痫持续状态又称颞叶癫痫持续状态，可表现为长时间持续性的自动症及精神错乱状态。有时与失神癫痫持续状态很相似，需要依靠病史和脑电图特点来鉴别。失神癫痫的脑电图异常放电从开始就表现为双侧发作性放电。而精神运动性癫痫的脑电图先由一侧颞叶开始，然后向对侧扩散，成为继发性双侧放电。

（六）新生儿癫痫持续状态

新生儿期癫痫持续状态较常见，其临床表现多不典型，常表现为轻微抽动、呼吸暂停、肢体强直。发作形式易变，不定型，常从某一肢体抽动转到另一肢体抽动，很少有典型的强直阵挛发作或整个半身的抽搐发作。

病因多样，如颅内出血、缺血缺氧性脑病、脑膜炎、代谢紊乱（低血钙、低血镁、低血糖等）。

新生儿癫痫持续状态预后较差，死亡及后遗症均较高。

三、实验室及其他检查

根据病情进行必要的化验及辅助检查以协助诊断。

1.血液检查

包括血常规，血中钙、磷、钠、氯含量，血糖，二氧化碳结合力、血气分析以及肝、肾功能，凝血酶原时间、血培养、抗癫痫药物血浓度测定等。

2.尿便检查

应进行尿、便常规，尿糖、酮体、三氯化铁、尿胆红素、尿胆原及尿氨基酸筛查等。

3.脑脊液检查

一般包括脑脊液常规、生化检查及细菌培养等。如有颅压增高征象，应在紧急降颅压后再行腰穿，以防形成脑疝。如疑有颅内肿物则忌腰穿。

4.头颅 X 线检查

如证实存在颅骨骨折，常有助于对外伤性癫痫的诊断。脑回压迹增多与增深是慢性颅压增高的表现；由于正常变异范围较大，需结合临床表现全面分析。X线检查对局限性颅骨缺损也有诊断价值。脑肿瘤及宫内感染等患儿头颅X线所示病理性钙化影，远不如CT扫描的阳性率高。

5.硬膜下穿刺

前囟未闭的小儿，当疑有硬膜下积液、积脓或血肿时，经颅骨透光检查证实后，可进行硬膜下穿刺明确诊断。

6.脑电图检查

常规脑电图检查有助于对癫痫的诊断。癫痫异常波形如棘波、尖波、棘慢波、高幅阵发慢波等的出现，可根据波形区分发作类型，以选择相应抗癫痫药物进行治疗，还可结合临床判断预后，有助于对颅内肿瘤、脓肿、瘢痕形成等颅内病灶的定位，但对定性诊断无意义。如经多次脑电图检查，并附加各种诱发试验，80%~90%患儿的脑电图常有异常表现。由于记录时间长，易发现异常放电，可提高癫痫的诊断率。对非惊厥性癫痫持续状态（如失神癫痫持续状态）及复杂部分性癫痫持续状态（精神运动癫痫持续状态），应用脑电图连续观察，十分重要，常有助于诊断与治疗。脑电图正常并不能排除脑病变的可能，脑电图异常程度与病情严重性也不完全一致。

7.脑超声检查

脑超声检查是诊断婴幼儿脑部病变安全、简便、易行的诊断技术。可用于诊断脑室扩大、脑内出血、脑肿瘤等脑实质性病变。适用于天幕上占位病变的诊断，可根据中线波移位的情况，判断病变所在部位。

8.CT扫描

对幕上肿瘤、脑室系统扩张、脑萎缩及脑结构改变诊断率最高，对颅内出血、脑脓肿、颅内钙化等也有诊断价值。

9.磁共振成像（MRI）

磁共振成像能获得解剖及组织化学的独特诊断信息，并具有安全性，近年来，在临床应用上已取得迅速进展。其优点在于不需经静脉或鞘内注射造影剂，且不通过离子性辐射即能辨别中枢神经系统的对比差别，特别是磁共振成像能显示颅后窝肿瘤及其血管性质。由于对软组织的对比度和血流的差异很敏感，常应用于CT扫描难以辨别的脑水肿和血块的诊断；还能显示婴儿发育过程中脑部髓鞘的形成。总之，MRI对小儿中枢神经系统病变敏感，能早期检出微小病变，为非侵入性检查手段，无辐射危害。凡患儿以惊厥为主要症状，临床疑有颅内病变，CT检查正常者，以及为了证实脑发育异常、脱髓鞘脑病、脑血管病等为癫痫持续状态的病因时，均可进行MRI检查。

10.其他

包括染色体核型分析、智商测定及遗传代谢病特殊酶活性的测定等。

四、诊断

不同年龄患儿中引起癫痫持续状态的原发病不同，持续状态的发作类型也与年龄有关，故癫痫持续状态的病因诊断，应首先考虑年龄因素。

癫痫持续状态如伴高热多为急性感染所致，此时首先应慎重排除颅内感染。典型病例诊断多无困难，但 6 个月以下婴儿可无脑膜刺激征，应及时行脑脊液检查明确诊断。18 个月以下的患儿，高热惊厥呈持续状态，惊厥前发热已持续 2~3 d 者，须认真排除颅内感染的可能。对无热性惊厥持续状态的患儿，则应详细询问患儿出生史、智力及体格发育状况、既往有无类似发作、有无误服毒物及药物史，有无脑外伤，突然停用抗癫痫药物史等。

了解发作为全身性或局限性，痉挛性或强直性，有无意识丧失等，有助于明确癫痫持续状态的发作类型。

如患儿发作前后均无神经系统阳性体征，则考虑原发性癫痫持续状态或因代谢异常所致。伴有其他特殊体征时，常可作为鉴别诊断的重要线索，如特殊面容，头颅、皮肤、骨关节、眼及眼底异常，多发性畸形等，常提示先天性或遗传代谢性疾病。对癫痫持续状态患儿应注意检查生命体征及瞳孔改变，以便及时给予紧急处理。

五、治疗

（一）治疗原则

（1）尽快控制癫痫发作，选择作用快、疗效好的抗癫痫药物，并采用静脉途径足量给药。

（2）维持脑及呼吸循环功能，保证氧的充分供应，避免发生缺氧缺血性脑损伤。

（3）预防及控制并发症。应特别注意避免过高热、低血糖、酸中毒、水和电解质紊乱。

（4）发作停止后，应立即开始长期抗癫痫药物治疗，防止惊厥反复。

（5）尽快明确病因，及时进行病因治疗。

（二）一般治疗

确保患儿呼吸道通畅，及时清除鼻咽腔的分泌物。患儿头部应转向一侧，以防误吸与窒息。常规给氧，并注意退热，积极控制感染，纠正水和电解质代谢紊乱等。保持安静，禁止一切不必要刺激。

（三）抗惊厥药物

1.地西泮

地西泮是治疗癫痫持续状态的首选药物。地西泮的优点是作用快，静脉注射后 1~3 min 即可生效，有时在注射后数秒钟就能停止惊厥。地西泮静脉注射剂量为每次 0.25~0.5 mg/kg，10 岁以内小儿一次用量也可按每岁 1 mg 计算。幼儿一次不超过 5 mg，婴儿不超过 2 mg。地西泮原药液可不经稀释，直接缓慢静脉注射，速度 1 mg/min。因药量较小，不易保证缓慢注射，也可将原药液稀释后注射，用任何溶液（注射用水、0.9%氯化钠注射液、5%葡萄糖注射液等）稀释均产生浑浊，但不影响使用。注射过程中如惊厥已控制，剩余药液不必继续注入。如惊厥控制后再次发作，在第一次注射地西泮后 20 min 可重复应用一次，在 24 h 内可用 2~4 次。

应用地西泮时应密切观察呼吸、心率、血压。曾用过苯巴比妥或水合氯醛等药物时，更要注意呼吸抑制的发生。地西泮水溶性较差，静脉注射时可能有沉淀，甚至发生血栓性静脉炎，所以在注入药后用少量 0.9%氯化钠注射液冲洗静脉。地西泮静脉注射后数分钟即达血浆有效浓度，但在 30~60 min 内，血浆浓度即降低 50%，故应及时给予长效抗惊厥药。地西泮肌内注射吸收比口服还慢，所以在癫痫持续状态时，不宜采用肌内注射。

2.劳拉西泮

本药作用快，静脉给药数秒钟即达脑内，对各种类型持续状态均有效，很少有呼吸抑制。作用可持续 24~48 h，偶尔有呕吐、幻觉等不良反应。每次 0.05~0.1 mg/kg，最大一次量不超过 4 mg，静脉注射 15 min 后若仍有发作可再用一次。

3.咪达唑仑（咪唑安定）

咪达唑仑为水溶性安定类药物。不良反应少，作用迅速，静脉注射每次 0.05~0.2 mg/kg，肌内注射每次 0.2 mg/kg。

4.苯妥英钠

本药脂溶性较强，静脉给药后 15 min 即可在脑内达高峰浓度。苯妥英钠 70%~95% 与蛋白结合，只有 10%具有抗惊厥作用，所以需用较大剂量。一次苯妥英钠负荷量为 15~20 mg/kg，溶于 0.9%氯化钠注射液中静脉滴注，注入速度 1 mg/（kg·min），不超过 50 mg/min，12 h 后给维持量，按每日 5 mg/kg 计算。每 24 h 给维持量 1 次。应用苯妥英钠负荷量时，注射速度不宜过快，注射太快可使血压下降、呼吸减慢、心率变慢，甚至心跳停止，注射时最好有心电监护。苯妥英钠与葡萄糖液相混时，可能形成沉淀，故应使用 0.9%氯化钠注射液稀释药物。

5.氯硝西泮

本药是较好的广谱治疗癫痫持续状态药物，一般用量 1 次 1~4 mg，不超过 10 mg，静脉或肌内注射，注射后可使脑电图的癫痫放电立即停止。对于非惊厥性癫痫持续状态也有较好的效果。本药在应用后可有肌弛缓、嗜睡等不良反应，要注意呼吸和循环的改变。

6.苯巴比妥

苯巴比妥用其钠盐每次 5~10 mg/kg，肌内注射。但本药作用较慢，注入后 20~60 min 才能在脑内达到药物浓度的高峰，所以不能立即使发作停止，但在地西泮等药控制发作以后，可作为长效药物使用，具有较好的效果，负荷量按 15~20 mg/kg 计算，分 2 次肌内注射，2 次中间间隔 2~4 h。24 h 给维持量，每日 3~5 mg/kg。注射苯巴比妥时，要密切注意呼吸抑制的发生，应准备好气管插管和人工呼吸机。

7.副醛

副醛抗惊厥作用较强，疗效较好且安全，发生呼吸抑制者较少。但本药由呼吸道排出，婴儿及肺炎者慎用，每次 0.2 mL/kg 肌内注射，也可经肛门给药，每次 0.3~0.4 mL/kg，最大量 8 mL，用花生油稀释后灌肠。最好在肠内保留 20~30 min，必要时 1 h 后可重复一次。本药与塑料管可发生反应并产生毒性物质，所以不宜用塑料管或一次性注射器注射。

8.硫喷妥钠

本药属于快速作用的巴比妥类药物，在其他药物无效时可试用，可肌内注射或静脉缓慢注射。此药有引起中枢性麻痹的不良反应，所以要慎用。用时要先准备好气管插管及人工呼吸机。将硫喷妥钠 0.25 g 用 10 mL 注射用水稀释，按 0.5 mg/（kg·min）的速度缓慢静脉注射，惊厥停止后不再继续推入药液。最大剂量每次 5 mg/kg。

（四）维持生命功能，预防并发症

对癫痫持续状态的小儿要采取严密的监护措施，保持呼吸道通畅，维持正常呼吸、循环、血压、体温，并避免发生缺氧缺血性脑损伤。患儿多处于昏迷状态，故应静脉输液以维持水电解质平衡，供给足够的热量。开始时输液量限制在每日 1 000~1 200 mL/m² 体表面积。监测出入量，发热时，要进行物理降温、擦浴，或用亚冬眠疗法。要避免低血糖引起的不良后果。可静脉注入葡萄糖，使血糖维持在 4~8 mmol/L。在癫痫持续状态时常发生脑水肿继发性颅内压增高，可应用地塞米松抗炎及甘露醇脱水等药。

（五）寻找病因，进行病因治疗

原来已有癫痫的患儿，发生癫痫持续状态最常见的原因是突然停用抗癫痫药物，也可能由于感染、中毒、严重应激反应、睡眠不足等诱因引起，应找出原因给予对症治疗。对于原来没有癫痫病史的患儿，应根据病史、体检及实验室检查寻找原因。也有部分癫痫患儿，第一次发作的形式就是癫痫持续状态。

（六）长期应用抗惊厥药

对于所有癫痫持续状态的患儿，不论原来是否有癫痫史，在本次发作控制以后，都应使用抗癫痫药，在原发病（如感染、高热）尚未完全控制之前，用量宜稍大，数日后改用维持量，以避免在近期内癫痫复发。

六、疑难点评：小儿癫痫的诊治及注意事项

小儿癫痫是一种常见的慢性脑部疾病，其治疗时间长，诱发因素多。

（一）临床医师应从以下 4 个层次对小儿癫痫进行诊断

1.是不是癫痫

小儿癫痫是一种发作性临床事件，但儿科发作性事件包括癫痫性事件与非癫痫性事件两类，这就要求儿科医师要做好癫痫的鉴别诊断。儿科有许多发作性事件如眩晕、血管迷走性晕厥、低血糖、屏气发作、抽动症、夜惊等均非癫痫，并各有各的特点。一般有经验的小儿科医师可根据典型的发作特征作出初步诊断，再结合脑电图记录的癫痫样放电尤其是发作期脑电图异常可作出癫痫的诊断。

2.癫痫的发作形式

诊断癫痫后要详细询问患儿及家长发作前后的情况，对发作的形式作出正确判断。这对判断预后、指导治疗至关重要。

3.是否符合某一癫痫综合征

应全面分析患儿起病年龄、发作形式、神经心理发育状况、神经影像学结果、既往热性惊厥史、癫痫家族史、脑电图结果、治疗效果等方面因素，对符合某一癫痫综合征特征的病例要作出癫痫综合征诊断。

4.癫痫的病因

按病因癫痫可分为特发性、症状性和隐源性 3 类。特发性癫痫除可能与遗传因素有关外，没有其他可寻的病因；症状性癫痫具有已知或可疑的中枢神经系统病变；隐源性癫痫推测为症状性，但目前尚未发现病因。有些在原发病基础上发生的癫痫，若去除了原发病，癫痫能随之完全消除。

（二）小儿癫痫在临床治疗上的注意事项

了解癫痫治疗的注意事项有利于对患者的诊断和治疗。

1.发作时大部分患者意识丧失

绝大部分患儿发作都伴随意识丧失，但有些类型的癫痫病，如局限性发作、肌阵挛癫痫等，患儿发作时意识清楚。所以不能因为患儿意识清醒就认为不是癫痫而耽误治疗。在癫痫治疗中一旦出现误区，治疗的难度将更大，因为治疗方向出错，导致进行治疗上的调整，这样不仅浪费了治疗时间，而且在此期间脑损伤会更加严重。

2.治疗单一用药比联合用药好

抗癫痫用药原则之一就是主张单一用药，联合用药易导致慢性中毒，药物之间的相互作用影响药效，增加毒性作用，并使发作变频，增加患儿家庭的经济负担。应谨记这一点。

3.抽搐是癫痫的主要症状之一，但不是癫痫的独有症状

其他疾病也可引起抽搐，如低钙抽搐、小儿高热惊厥、低血糖惊厥等，因此抽搐不一定都是癫痫病所致。

4.脑电图正常，也可能是儿童癫痫

脑电图检查对于儿童癫痫的诊断、鉴别诊断具有十分重要的价值，是诊断儿童癫痫必不可少的辅助检查手段。据统计，大部分的儿童癫痫患者脑电图异常，只有少部分的儿童癫痫发作间隙期脑电图检查正常，还有一些脑电图异常的人始终没有癫痫发作。因此，临床上不能因脑电图正常，就排除癫痫的诊断，也不能因脑电图异常就诊断为儿童癫痫。医师必须结合病史和临床表现，综合分析，才能作出正确诊断。脑电图对于判断小儿癫痫的治疗效果、决定停药时机也有一定参考意义。癫痫发作使用抗癫痫药物的目的是控制发作本身，而不能治疗存在的脑电图异常。有的临床医师治疗小儿癫痫时，发作已完全控制，仅因为复查脑电图仍不正常，而给患儿一味地增加药物剂量，这种做法是错误的。

在诊治中使用脑电图是诊断癫痫的一项重要手段，发作期若能同步监测到脑电图异常电活动对癫痫具有确定诊断的意义。但是许多医师对脑电图误解误用，有的患儿癫痫发作后来院就诊，接诊医师马上就予行脑电图检查，认为发作后时间越短做脑电图检查则阳性率越高。的确，发作后尽快做脑电图检查发现问题的概率是很高，但需注意，非癫痫性抽搐发作后脑电图也可以不正常，所以发作后短时间内做脑电图检查要仔细分析，以免造成不良后果。

（吕　杨）

第二节　昏迷

昏迷是高度的意识障碍，是指处于对外界刺激无反应状态，而且不能被唤醒去认识自己或周围环境。具有下列特点：①觉醒过程障碍，以疼痛刺激或言语不能唤醒，没有意识活动；②意识内容障碍，没有正常的思维、知觉、情绪、行为、记忆、注意、理解及其他智能活动；③丧失已经掌握了的运用文字与言语的能力以及运用工具的能力；④不能认识自己，也不能认识周围的人物与环境。

一、分类

根据意识障碍的程度，将昏迷分为浅昏迷、中度昏迷、深昏迷、过度昏迷和醒状昏迷 5 类。

（一）浅昏迷

浅昏迷又称半昏迷，患者对外界的一般刺激无反应，但对强烈的痛觉刺激有反应。生理反射如咳嗽、吞咽、角膜及瞳孔对光反射仍存在。生命体征（呼吸、脉搏、血压等）无明显的异常改变。

（二）中度昏迷

中度昏迷对疼痛、声音、光线等刺激均无反应，对强烈疼痛刺激的防御反射和生理反射（咳嗽、吞咽、角膜、瞳孔对光反射等）均减弱。生命体征出现轻度的异常改变，如血压波动、呼吸及脉搏欠规律等。直肠膀胱功能也出现不同程度的功能障碍。

（三）深昏迷

深昏迷对各种刺激包括强烈疼痛刺激的防御反射和所有的生理反射均消失。生命体征出现明显的异常改变，如血压下降、呼吸不规则，全身肌张力低下、松弛，大小便失禁或出现去脑强直状态。

（四）过度昏迷

过度昏迷又称脑死亡，多是由深昏迷发展而来。全身肌张力低下，肌肉松弛，瞳孔散大，眼球固定，完全依靠人工呼吸及药物维持生命。

（五）醒状昏迷

醒状昏迷指意识内容丧失而觉醒状态存在的一类特殊类型的意识障碍。临床表现双眼睑开闭自如，双眼球及肢体均可有无目的的活动，不能说话，对外界各种刺激均无反应。大脑皮质下的多数功能和自主神经功能保存或病损后已恢复，临床上常称此为假性昏迷。

患者呈睁眼昏迷又称觉醒昏迷，即患者能睁、闭双眼或凝视、闭目的眼球活动。其表现貌似清醒。因双侧大脑皮质广泛性病损，故意识内容丧失（呼之不应、缺乏表情，思维、记忆、语言、情感等均出现障碍），但是由于中脑及脑桥上行网状激活系统未被损及，所以患者仍保持有觉醒与睡眠的周期规律。又因丘脑功能尚好，患者偶尔出现无意识自发性强笑或哭叫及痛、温觉刺激的原始反应。咀嚼和吞咽也是无意识动作。瞳孔对光反射、角膜反射、掌颌反射均较活跃，双侧巴宾斯基征阳性，有吸吮反射及强握反射。患者双上肢呈屈曲状，双下肢强直性伸直，四肢肌张力增高，深反射亢进。

二、诊断程序及病因判断

临床医师接诊昏迷患者后，在病情允许的情况下，可按以下程序操作，若病情紧急危重不可拘泥于此程序。依其症状的具体情况重点询问和检查。

（一）询问病史

向患儿家属或直接接触的人员询问：昏迷发生的急缓和持续时间的长短；昏迷前有无发热、偏瘫或四肢瘫、抽搐和高血压等；既往有无类似发作或表现，以及心、脑、肝、肺、肾疾病史；有无颅脑外伤、剧毒药、有机磷农药接触史等。

（二）体格检查

1.一般检查

包括患儿外观情况，如皮肤颜色有无发绀、黄疸、皮疹和水疱等；体位是否强直状、痉挛状或抽搐发作；呼吸气味有无酒精味、烂苹果味、恶臭味或尿素味等。

2.内科系统检查

对各系统均要认真细致地进行检查，切忌只做某专科检查而忽视其他系统检查。

3.神经系统检查

对昏迷患儿重点检查。

（1）瞳孔检查：首先对比两眼瞳孔是否等大，如不等大，应结合临床和其他检查确定何侧为病变侧；瞳孔对光反射、会聚反射。仔细观察瞳孔的变化非常重要，特别是对怀疑颅内压增高或已有颅内压增高的昏迷患儿，尤应警惕脑的发生。

（2）眼底检查：通过检查视网膜血管的情况可以间接了解颅内血管的改变；视神经盘的异常变化可知道颅内压增高的情况；视网膜出血或渗出、视网膜囊虫结节。结核结节等均有助于病因的判断。

（3）脑神经检查：除以上有关的脑神经检查外，由于患儿处于昏迷状态不能配合，仅能进行重点的脑神经检查，如眼睑闭合情况，双侧额纹、鼻唇沟是否对称，口角有无偏斜；瞳孔对光反射、面部痛觉的反射；咽反射、角膜反射等。

（4）肢体运动检查：肌张力的改变，一般颅脑急骤病损致昏迷时，肢体的肌张力初期均较低或呈软瘫状，此为锥体系休克状态，经一段时间，如病情缓解或稳定后肌张力逐渐增高，深反射亢进和踝、髌阵挛及病理反射阳性。同时可有肌力的异常改变，即偏瘫或四肢瘫等。扑翼震颤多见于肝昏迷。

（5）深、浅感觉检查：由于患者昏迷只能进行感觉检查，其中主要是痛觉的检查，即给予强疼痛刺激后是否有防御动作表现。借此可了解肢体瘫痪情况。

（6）脑膜刺激征：主要包括颈强直、克尼格征、布鲁津斯基征阳性。多见于颅内脑膜感染、蛛网膜下腔出血等。

（三）实验室检查

在询问病史、发病过程和体格检查的基础上，为了明确昏迷的病因，可进行必要的辅助检查。以下所列各项根据患者的病情和具体设备条件进行。

1.血液检查

包括血常规、电解质、血生化、血气分析、血流变学、血糖、尿素氮、血氨以及细菌培养等项检查。

2.脑脊液检查

若患者颅内压高或怀疑有颅内压高时尽量不做腰椎穿刺检查脑脊液，如必须做，一定要慎重，由有经验的医师用细穿刺针操作，放脑脊液要缓慢，防止发生脑疝，留取脑脊液不宜过多，一般取 2~3 mL 即可。脑脊液检查内容包括常规、生化、免疫球蛋白和细菌检查等。

3.主要脏器功能检查

包括脑、心、肾、肝、肺脏功能检查。脑电图、心电图、血清尿素氮、血氨、肌酐测定、CO_2 结合力、氧分压、血清总胆红素（TBIL）、丙氨酸氨基转移酶测定、白蛋白与球蛋白的比值等。

（四）颅脑影像学检查

影像学检查对颅脑疾病定位和定性均有很大的帮助。如果患者病情危重，不便于搬动或设备条件不具备，不要依赖某些特殊影像学检查，依现有的条件给予适当的处理。颅脑影像学检查包括：头颅正、侧位 X 线平片，颅脑超声，数学减影脑血管造影（DAS），颅脑 CT 与磁共振成像（MRI）等。

三、诊断

（1）原发性颅内疾病所致昏迷的主要特点：①有神经定位体征；②肌张力与腱反射增高和（或）姿态异常；③有病理反射；④有颅内高压症。

（2）全身性疾病引起的昏迷则多见：①无神经定位体征，偶或有多种多样难以定位的体征；②肌张力与腱反射减弱；③无颅内高压症或急性颅内高压症。

通常根据病史、伴发症状、体征等可初步作出昏迷程度的评定和原发病的诊断。

四、预后与脑死亡

小儿原发性昏迷以颅内压显著升高最为严重，继发性昏迷以脑缺氧及心血管循环中断过久所致之缺血性脑病多见。最简单的是以昏迷、呼吸中断、脑干反射消失作为脑死亡的 3 项基本指标。

美国 Rowland 提出的指标是：①深度昏迷，外界刺激时缺乏任何言语性及目的性动作；②缺乏自发性呼吸达 30 s 以上；③无脑干反射，角膜、瞳孔、呕吐、眼脑或眼前庭反射；④除外药物、低温或代谢原因所致的昏迷；⑤有关诊断与治疗的措施都实行完毕；⑥上述表现发生后，继续观察 6~24 h。

五、治疗

（一）病因治疗

去除病因，防止病变的继续发展，通常是一切疾病治疗的根本。昏迷也不例外。不论是颅内疾患或是全身性疾病所致者，都应针对原发病进行治疗。

（二）过度换气和高压氧疗法

（1）控制性过度换气疗法。

（2）高压氧疗法。

（三）低温疗法

该疗法可降低脑细胞的耗氧量及代谢率，提高对缺氧的耐受性，并且可降低脑血流量、减轻脑水肿、降低颅内压。此外，还有保护中枢神经系统的作用，即可防止或减轻脑损害后的反应性高热，使颅内出血者停止出血，还可延长高渗脱水剂的作用时间。主要采用头部降温（冰槽、冰帽或冰袋等），在达不到要求时可加用体表和体内降温，以增强效果。

（四）降低颅内压、消除脑水肿的治疗

脑水肿是昏迷的重要病理基础，其后出现的颅内高压和脑疝形成，常为致死的原因。故消除脑水肿、降低颅内压是脑功能复苏的一个重要措施。概括起来，消除脑水肿、降低颅内压的方法，主要是减少脑容积、颅内血容量和脑脊液容量，以解除或最大限度地减轻脑损害，恢复其正常功能。

（五）脑保护剂

已发现巴比妥类、苯妥英钠、甘露醇、肾上腺皮质激素、依托咪酯、富马酸尼唑苯酮等对动物缺氧、缺血的脑细胞和脑水肿有保护作用，有些已用于临床并取得一定疗效。

巴比妥类最先用于临床，其主要作用为：①收缩脑血管，减少脑血容量（CBV）；②降低脑组织代谢率；③清除自由基，维护神经元膜的完整性以及与膜相连的酶；④抑制辅酶 Q 的释放，减少自由基的形成，从而防止脑缺氧病变的发生；⑤保持内皮细胞膜的完整，防止血管内血栓形成；⑥大剂量时可使血压下降，然而巴比妥诱导的昏迷，在临床上很难与脑水肿症状本身相鉴别，且易致低血压，若血压＜7.98 kPa（60 mmHg），可减低 CPR 而加重脑水肿，且效果也不可靠，故只有在其他疗法难以控制颅内高压症时，才考虑使用大剂量巴比妥类药物，而且必须在充分监护下实行。

（六）促进脑代谢和苏醒剂的应用

临床上主要用促进脑细胞代谢、改善脑功能的药物，称为神经代谢调节剂或脑代谢活化剂。主张早期应用。包括脑活素、胞磷胆碱、吡拉西坦、细胞色素 CATP、辅酶 A、左旋多巴、乙胺硫脲、氯酯醒及其他如肌苷、谷氨酸、广氨酪酸及 B 族维生素等药物。脑活素为无蛋白质的标准化器官特异性氨基酸混合物的水溶液，其中含有 85%游离氨基酸和 15%分子量在 10 000 以下的低分子肽。脑活素的作用包括：①透过血脑屏障，直接进入脑细胞中，作用于蛋白质并影响其呼吸链；②具有抗缺氧的能力；③使紊乱的葡萄糖转运工作正常化；④含有神经递质、肽类激素及辅酶的前体物；⑤激活腺苷酸环化酶及催化其他激素系统；⑥改善记忆。

由于其不良反应小且耐受良好，被广泛用于治疗急、慢性脑功能紊乱及其后遗症。剂量与用法依年龄、体重及病情而定，儿童通常用 5 mL 加入适量的生理盐水或 5%~10%葡萄糖注射液中静脉滴注，10 d 为 1 个疗程。也可与低分子右旋糖酐、强心或循环系统药物合用。可反复用几个疗程。也可肌内注射 2 mL。肾功能严重障碍者禁用，过敏体质者慎用。

（七）其他对症治疗

昏迷时可能发生多种并发症，如水电解质紊乱、酸中毒、惊厥、锥体外系症状、循环障碍及呼吸衰竭等，均应及时给予相应治疗。

（吕　杨）

第三节　小儿惊厥

惊厥是由多种原因所致的暂时性脑功能障碍，是大脑神经元异常放电的结果。惊厥发作时表现为全身或局部肌肉强直或阵挛性抽搐，多伴有程度不等的意识障碍。凡能造成神经元兴奋过高的因素，如脑缺血、缺氧、缺糖、炎症、水肿、坏死、变性等，均可导致惊厥。

一、诊断

（一）病史

要了解患儿惊厥发作的类型、持续时间、意识状态及伴随症状，既往有无类似发作等；还要询问有无头颅外伤史、误服有毒物质或用药史；询问有无感染、发热及与惊厥的关系。

分析惊厥的病因时要注意年龄的特点，新生儿期常见产伤、窒息、颅内出血、低血糖、低血钙、败血症、化脓性脑膜炎等；婴儿期常见低钙血症、脑损伤后遗症、脑发育畸形、脑膜炎、高热惊厥、婴儿痉挛症（West 综合征）等；幼儿期常见高热惊厥、颅内感染、中毒性脑病、癫痫等；学龄期以癫痫、颅内感染、中毒性脑病、脑瘤、脱髓鞘病多见。

还要注意惊厥发作的季节特点，春季常见流行性脑脊髓膜炎，夏季常见中毒性细菌性痢疾、流行性乙型脑炎，秋季多见流行性乙型脑炎，冬季常见肺炎、百日咳所致中毒性脑病、低钙血症等，上呼吸道感染所致的高热惊厥一年四季均可见到。

（二）体检

惊厥发作时注意观察抽搐的形式是全身性发作还是局限性发作，观察惊厥时的意识状态。除一般体格检查外，还应注意皮肤有无皮疹、出血点、色素斑等。神经系统检查要注意头颅大小及形状、囟门、颅缝、瞳孔、眼底。运动系统检查注意肌张力，有无瘫痪，有无病理反射及脑膜刺激征，身体其他部位有无感染灶，外耳道有无溢脓、乳突有无压痛等。

（三）辅助检查

除血、尿、便常规检查外，根据需要选择性做血电解质测定和肝肾功能、血糖等化验。

凡原因不明的惊厥，特别是有神经系统特征或怀疑颅内感染时，均应做脑脊液检查。但有视盘水肿或其他颅内高压体征时，可暂缓腰椎穿刺，待应用脱水药物后再进行检查。

待惊厥控制后根据需要选择进行头颅 X 线、脑电图、CT、磁共振成像（MRI）或 SPECT 检查。

二、治疗

惊厥是急诊症状，必须立即处理，其治疗原则为：①及时控制发作，防止脑损伤，减少后遗症；②维持生命功能；③积极寻找病因，针对病因治疗；④防止复发。

（一）急救处理

患儿平卧，头转向一侧，以防窒息及误吸；保持气道通畅，及时清除口鼻分泌物；有效给氧；减少患儿刺激，保持安静，不要强行将压舌板置于齿间；体温过高时采取降温措施；已窒息或呼吸不规则者宜进行人工呼吸或紧急气管插管。

（二）抗惊厥药物的应用

如用一种，剂量偏大，一般两种联用以迅速止惊。

1.地西泮（安定）

每次 0.25~0.5 mg/kg 静脉缓慢注射（<1 mg/min），用氯化钠注射液或葡萄糖注射液稀释时产生浑浊但不影响效果。脂溶性高，易进入脑内，注射后 1~3 min 即可生效，疗程短（15~20 min），必要时 20 min 后重复应用。气管内给药的作用与静脉途径一样有效和快速，肌内注射吸收比口服和灌肠更慢，故止惊时不宜采用。

2.氯硝西泮（氯硝基安定）

每次 0.02~0.1 mg/kg 静脉注射或肌内注射，速度不超过 0.1 mg/s。

3.苯巴比妥

每次 5~10 mg/kg，肌内注射，需 20~60 min 后才能在脑内达到药物浓度高峰，半衰期长达 120 h，故在地西泮等药物控制后作为长效药物使用。婴儿惊厥，可首次给予负荷量 15~25 mg/kg（每次<300 mg），分 2 次隔 30 min 肌内注射，然后按 5 mg/（kg·d）维持给药。不良反应有抑制呼吸和血压。

4.苯妥英钠

负荷量为 15~20 mg/kg（极量<1 g/d），速度宜慢[<1 mg/（kg·min）]，应用时同时监测血压和心电图的 PR 间期。

（三）病因处理

密切监测惊厥发生与持续时间，意识改变，生命体征变化和神经系统体征，动态观察血清电解质、血糖的变化。无热惊厥的新生儿可首先给予50%葡萄糖注射液每次1~2 mL/kg，25%硫酸镁（稀释成 2.5%）每次 0.2~0.4 mL/kg。持续惊厥，伴高热、昏迷、循环呼吸功能障碍者，应考虑中枢神经系统病变和全身性疾病，给予脱水降颅压、抗感染、抗休克等处理；原发性癫痫者应长期予抗癫痫治疗。

（四）惊厥持续状态的抢救

（1）选择强有力的抗惊厥药物，及时控制发作，先用地西泮，无效时用苯妥英钠，仍不止用苯巴比妥，仍无效用副醛，均无效者气管插管后全身麻醉。尽可能单药足量，先缓慢静脉注射一次负荷量后维持，不宜过度稀释。宜选择起效快、作用长、不良反应少的药物。

（2）维持生命功能，防治脑水肿、酸中毒、呼吸循环衰竭，保持气道通畅，吸氧，输液量为 1 000~1 200 mL/（m²·d）。

（3）积极寻找病因和控制原发疾病。

（吕　杨）

第四节 暴发型流行性脑脊髓膜炎

暴发型流行性脑脊髓膜炎简称暴发型流脑，是小儿时期常见的危重症之一。临床具有起病急、病势凶猛、病情严重、治疗难度大、病死率高的特点。

一、临床表现

（一）暴发型休克型

起病急骤，高热，寒战，严重者体温不升，伴头痛、呕吐，短期内出现广泛皮肤黏膜瘀点或瘀斑，且迅速扩大融合成大片，伴中央坏死。随后出现面色苍白、四肢末端厥冷、唇指端发绀、皮肤呈花斑状，脉搏细数甚至触不到，血压测不到等周围循环衰竭症状。可伴有呼吸急促，少尿或无尿，甚至昏迷，易并发弥散性血管内凝血（DIC）。但大多无脑膜刺激征，脑脊液大多澄清，细胞数正常或轻度升高。血培养脑膜炎双球菌多为阳性。

（二）暴发型脑膜脑炎型

主要以脑膜及脑实质严重损害为特征。常于1~2 d出现严重中枢神经系统症状。患儿除了有高热、头痛、呕吐外，意识障碍加深，并迅速进入昏迷状态。可有反复惊厥，锥体束征阳性。也可有血压升高，心率减慢，瞳孔忽大忽小或一大一小。严重者可发生脑疝，常见的是枕骨大孔疝，表现为昏迷加深，瞳孔散大，肌张力增高，上肢多呈内旋，下肢呈伸直强直，并迅速出现呼吸衰竭，表现为呼吸速率和节律异常，可有抽泣样呼吸或呼吸暂停等异常呼吸。也可有天幕裂孔疝，表现为昏迷，同侧瞳孔散大及对光反射消失，眼球固定或外展，对侧肢体瘫痪。均可因呼吸衰竭而死亡。脑脊液中可检出细菌，预后不良。

（三）混合型

兼有休克和脑膜脑炎症状，病死率高。

二、诊断

暴发型流脑可根据流行地区、发病季节、临床症状和体征作出初步诊断。实验室检查有助于确诊。

（一）病史

在冬、春发病季节发病或有流脑接触史，临床表现为高热、呕吐、惊厥及迅速发生的循环衰竭和（或）呼吸衰竭，应疑及暴发型流脑。

（二）体征

瘀点或瘀斑具有重要诊断价值，故查体时除注意脑膜刺激征和全身器官功能外，对皮肤黏膜瘀点或瘀斑必须做细致的全身检查。

（三）实验室检查

1.血常规检查

白细胞显著增多，分类以中性粒细胞为主。

2.瘀点涂片

在患儿瘀点处用乙醇消毒后，以消毒针刺破瘀点表面，挤出血液以玻片压成涂片，干燥后做革兰染色，找到病原菌可以确诊。近年来有学者做瘀点培养，阳性率也较高。

3.脑脊液检查

脑脊液压力增高，外观米汤样浑浊；细胞数增高，中性粒细胞为主；蛋白增高；糖量降低。脑脊液细菌培养和涂片检查阳性，有助于确诊。

4.新鲜皮肤病损直接涂片

免疫荧光试验可早期测定患儿血清或脑脊液中的抗原，阳性率较细菌培养高。

三、分型抢救

暴发型流脑病情凶险，抢救必须分秒必争。本病以往病死率高达 50%~70%，近年来采用分型抢救，综合治疗，病死率显著下降。

（一）休克型

主要治疗措施是积极改善微循环，控制感染，抗休克及防治 DIC，早期应用肝素。

1.抗休克治疗

暴发型流脑早期即可出现循环衰竭，应及时扩容，纠正酸中毒，解除微血管痉挛，保证脏器血液供应。

2.应用血管活性药物

莨菪类药物具有调节微血管自律运动，解除微血管痉挛，降低周围血管阻力，增加回心血量和心排血量，有利于改善组织灌流，使血压回升，纠正休克。在扩容、纠酸的同时应用山莨菪碱和东莨菪碱静脉推注。

（1）山莨菪碱剂量：早期每次 1 mg/kg，晚期每次 2 mg/kg，10~15 min 给药 1 次。

（2）东莨菪碱剂量：早期每次 0.03~0.05 mg/kg，晚期每次 0.05~0.1 mg/kg。血压稳定后 6~8 h 停药。

（3）其他血管活性药物：多巴胺、多巴酚丁胺等也可以选择使用。

根据国内各地经验，暴发型流脑、感染性休克，经解痉、输液疗法、纠正酸中毒治疗后，病情不见改善，用去甲肾上腺素 1 mg 加 10% 葡萄糖注射液 100 mL，静脉滴注，每分钟 8~12 滴，有助于提高血压，维持心、脑血液供应。

3.扩容与纠酸

（1）快速输液：选用右旋糖酐-40（低分子右旋糖酐）或血浆，疏通微循环，降低周围血管阻力，提高血浆胶体渗透压，恢复组织灌注。剂量为 10~20 mL/kg，0.5~1 h 内静脉快速输入，补充有效循环量，同时以 5% 碳酸氢钠 3~5 mL/kg 纠正酸中毒。

（2）继续输液时，患儿病情变化复杂，液体张力视病情而定，并发脑水肿者，应及时加用脱水剂。酸中毒未纠正者，根据血气分析结果，继续使用 5% 碳酸氢钠；并发心功能不全者，应给予多巴酚丁胺、毛花苷 C、地高辛等正性肌力药。液体总量为 30~60 mL/kg，在 8~12 h 内滴完。此期若休克纠正不理想，应注意 DIC 并发症。

（3）如休克纠正（面色红、四肢转暖、脉搏有力、血压回升），维持输液阶段，输液量为 50~80 mL/kg，输液以含钾维持液为主，24 h 内均匀滴入，维持生理需要。

合理的液体疗法非常重要。在输液过程中，血流动力学监护、中心静脉压（正常值 6~8 cmH₂O）和肺动脉楔压（正常值 8~12 cmH₂O）的测定能准确指导输液。中心静脉压和肺动脉楔压低于正常时，提示血容量不足，应继续输液。中心静脉压超过 12 cmH₂O，说明输液过多，应限制或停止输液。

4.其他措施

（1）保护心脏：休克过程中应注意心泵功能，预防心力衰竭，一般主张早用强心药，快速输液后给予毛花苷 C（0.02~0.04 mg/kg）或地高辛，有利于改善微循环及增加心排血量。

（2）应用激素：大剂量激素具有扩张血管、降低血管阻力、增加心排血量的作用，并能稳定溶酶体膜，防止心肌抑制因子的生成；维持细胞正常钠钾泵功能。常用氢化可的松 20~40 mg/（kg·d）或地塞米松 0.5~1 mg/（kg·d），休克控制后停用。

（3）氧疗：暴发型流脑重症休克患儿有低氧血症，早期给氧提高血氧分压及血氧饱和度有助于解除微血管痉挛，改善组织缺氧缺血。

5.抗菌疗法

暴发型流脑败血症必须积极控制感染。首选青霉素 20 万~40 万 U/（kg·d），或氨苄西林 100~200 mg/（kg·d）与氯霉素合用，疗效较好。氯霉素有一定毒性，用量 40~50 mg/（kg·d），不宜超过 7 d，并密切观察血象变化。此外，磺胺嘧啶 100~150 mg/（kg·d），甲氧苄氧嘧啶（TMP）8~12 mg/（kg·d）等均可配合使用，但磺胺嘧啶能引起结晶尿、血尿，用药期间应注意尿的改变，以免损害肾脏，口服时需加等量碳酸氢钠。严重患儿应及时选用抗菌谱广、抗菌活力强的第 3 代头孢菌素，首选头孢曲松钠，12 岁以上儿童 2~4 g/（kg·d），分 1~2 次静脉滴注，12 岁以下儿童 75~100 mg/（kg·d），静脉滴注。

6.DIC 的防治

暴发型流脑败血症休克进展迅速，代谢性酸中毒加重微循环障碍及组织缺血缺氧，血管内皮细胞受损，血小板和红细胞聚集、破坏，促使 DIC 的发生。暴发型流脑出现 DIC 较早，并发率较高。临床表现为发绀加重，血压急剧骤降，瘀点迅速蔓延，瘀斑成片，提示出现 DIC，应做相应凝血机制检查，如血小板＜80×10⁹/L，凝血酶原时间较正常＞5 s，纤维蛋白原≥1.6 g/L（160 mg/dL），鱼精蛋白副凝试验阳性即可确诊，应及时抗凝治疗。肝素对凝血各个环节均有抑制作用，早期高凝阶段疗效最佳。肝素每次 50~100 U，加 10%葡萄糖注射液或低分子右旋糖酐 20 mL，20 min 内缓慢静脉注射，每 4~6 h 1 次。低凝阶段加用氨基己酸（每次 100 mg/kg）及新鲜血治疗，效果较好。应用肝素过量，可使出血加重，试管法凝血时间超过 30 min，可以鱼精蛋白中和，剂量每次 0.5~1 mg/kg。

（二）脑膜脑炎型

治疗的重点是在应用莨菪碱类药物，改善脑微循环障碍的同时，早期发现颅内压增高症状，及时应用脱水剂，降低颅内压，减轻脑水肿，防止脑疝和呼吸衰竭的发生。

1.脱水疗法

（1）脱水药首选 20%甘露醇，该药作用快、无反跳。早期剂量每次 0.25~1 g/kg，晚期颅内压增高并脑疝者则每次 1~2 g/kg，左、右静脉注入，4~6 h 可重复使用，直至颅内压增高症状好转，逐渐减量或延长给药时间逐渐停药。

（2）两次脱水药之间给予利尿药，呋塞米或利尿酸钠每次 0.5~1 mg/kg，静脉注射或肌内注射，可加强脱水作用。

2.液体疗法

输液时应按又脱又补、脱补结合的原则进行，全日输液总量应适当控制使患儿保持轻度脱水状态，密切监护水电解质及酸碱平衡紊乱。酸中毒加重脑水肿，必须及时纠正。

3.其他措施

（1）应用山莨菪碱或东莨菪碱改善脑微循环障碍，其剂量与休克型相同，必要时可 5~10 min 给药 1 次。配合氧疗提高血氧含量，对缓解脑微血管痉挛有良好作用。

（2）肾上腺皮质激素具有抗炎、降低脑毛细血管通透性、减轻脑水肿作用，应同时应用。

（3）惊厥或反复惊厥者易产生脑缺血、缺氧导致呼吸衰竭，必须立即控制，可用地西泮、硫喷妥钠、苯妥英钠及苯巴比妥，也可采用亚冬眠疗法。

（4）脑疝形成伴呼吸衰竭者，应及时进行气管插管或气管切开，应用人工呼吸机辅助呼吸。

（三）混合型

暴发型流脑主要死于休克及在休克基础上发生的混合型病例。治疗时应按休克和颅内压增高症状出现的先后，综合分析，抓住主要矛盾，采取综合措施。在应用山莨菪碱的基础上，如休克明显，则尽快补充血容量，纠正酸中毒，采取快补慢脱的液体疗法。如脑水肿症状突出，应采用脱水疗法控制液量，以快脱慢补方法为宜。如休克与脑水肿两者均较严重，输液以快脱快补为主。本型病情复杂，循环衰竭与颅内压增高现象在治疗中反复出现，常需数次脱补结合治疗，才能转危为安。

四、监护及对症处理

（一）密切观察病情

暴发型流脑病情变化快，要求医护人员熟练掌握病情发展规律，善于观察面色、意识、血压、脉搏、呼吸节律和瞳孔改变的细微变化，做到正确、迅速诊断治疗，以提高治愈率。

（二）对症处理

凡高热、烦躁者，应及时对症治疗。昏迷患儿应侧卧，及时吸出口腔与气道分泌物，保持眼及口腔卫生，勤翻身预防压疮。尿潴留可行按摩法或放置导尿管排尿。抢救过程中保持静脉通畅。有大片瘀斑者，需加强皮肤护理，防止破溃感染。肝素抗凝治疗时，应准备鱼精蛋白，以便在出血时中和肝素。急性期给予补充静脉高营养液或输血、血浆，保证营养。

（三）加强护理

病室应安静、空气新鲜。治疗应集中进行，保证患儿休息。恢复期宜进食高营养、易消化的流质或半流质饮食。

（邹国涛）

第四章　儿科消化系统疾病

第一节　口炎

口炎是指口腔黏膜的炎症，若病变局限于舌、牙龈、口角分别称为舌炎、牙龈炎、口角炎。本病多见于婴幼儿。可单独发生，也可继发于急性感染、腹泻、营养不良，维生素 B、维生素 C 缺乏症等。常由真菌、病毒、细菌引起。不注意食具及口腔卫生或各种疾病导致机体抵抗力下降等因素均可引起口炎。

一、鹅口疮

鹅口疮为白念珠菌感染所致的口炎，多见于新生儿，营养不良、慢性腹泻、长期使用广谱抗生素或激素导致菌群失调的患儿。新生儿多经产道或使用不洁的奶具感染。

（一）临床表现

口腔黏膜上出现白色乳凝块样物，颊黏膜多见，颇似奶块，不易擦掉，强行拭之，局部黏膜潮红，可有出血。患儿口腔黏膜较干燥，不红肿，不流涎，不影响吃奶，常无全身症状。但机体抵抗力低下者，病变可延至喉部，并向下波及消化道及呼吸道，甚至导致全身性真菌病。重症患儿可伴烦躁不安、吞咽困难及呼吸困难。诊断多无困难。若诊断有困难，可取白膜少许，涂片加 10%氢氧化钠 1 滴，在显微镜下观察发现真菌的菌丝和孢子即可诊断。

（二）治疗

用 2%碳酸氢钠溶液于哺乳前后清洁口腔，局部涂抹 1%甲紫，或 10 万~20 万 U/mL 制霉菌素鱼肝油混悬溶液，每日 2~3 次。去除诱因，一般不用静脉或口服抗真菌药物。为纠正肠道菌群失调，抑制真菌生长，可口服肠道微生态制剂。严重全身衰竭者应加强支持治疗。预防措施是加强营养，注意饮食卫生，适当补充维生素 B_2 和维生素 C。

二、溃疡性口炎

溃疡性口炎又称急性膜性口炎，主要致病菌有 B 群链球菌、肺炎链球菌、金黄色葡萄球菌等。多见于婴幼儿，常发生于急性感染、长期腹泻等机体抵抗力降低时。口腔不清洁有利于细菌生长而致病。

（一）临床表现

口腔黏膜充血、水肿，继而有大小不等、散在的浅表溃疡，边缘清楚，表面有较厚的纤维素性渗出物形成的灰白色或黄色假膜覆盖，假膜易于剥去，剥离后呈出血性糜烂面，但不久糜烂面又被假膜覆盖，取假膜涂片或培养可发现致病菌。患儿口腔局部疼痛、流涎、拒食、烦躁，常有发热，体温可达 39~40 ℃，重者可因进食过少出现脱水和酸中毒。局部淋巴结肿大。白细胞及中性粒细胞增多。

（二）治疗

1.控制感染，加强口腔护理

保持口腔清洁，多饮水。以微温或凉的流质、半流质饮食为宜，避免酸性饮料及刺激性食物，禁用刺激性或腐蚀性药物，补充维生素 B_2、维生素 C。每日用 1%~3%过氧化氢溶液或 0.1%利凡诺溶液清洁口腔 1~2 次。局部可喷洒西瓜霜、锡类散及涂 2.5%金霉素鱼肝油等，较大儿童可给予消毒防腐含片如克菌定或含漱液如 1∶5 000 氯己定（洗必泰）溶液、呋喃西林溶液、0.1%利凡诺溶液含漱。发热及全身中毒症状明显者应同时口服抗生素。

2.对症处理

疼痛严重者可在餐前用 2%利多卡因涂抹局部。发热时用退热剂，明显烦躁者可给予镇静剂。全身中毒症状严重、抵抗力低下、有脱水酸中毒者应给予全身支持疗法，如输液、输血等。

三、疱疹性口炎

疱疹性口炎又称疱疹性牙龈口炎，为单纯疱疹病毒感染所致，传染性强，多见于 1~3 岁小儿，发病无明显季节性。常在托幼机构内引起小流行。

（一）临床表现

好发于颊黏膜、牙龈、舌、唇内和口唇黏膜及邻近口周皮肤，整个口腔均可受累。起病时发热可高达 38~40 ℃，1~2 d 后，在口腔黏膜上出现单个或成簇的小疱疹，直径 2~3 mm，疱疹迅速破溃后形成浅溃疡，上面覆盖黄白色纤维素性分泌物，周围绕以红晕，因而小疱疹实际上较少见到。可继发细菌感染，常伴有颌下淋巴结肿大。患儿局部疼痛明显，可出现流涎、拒食、烦躁。本病经 1~2 周自愈，颌下淋巴结肿大可持续 2~3 周。

本病应与疱疹性咽峡炎鉴别，后者由柯萨奇病毒感染引起，疱疹主要分布在咽部和软腭，有时见于舌，但一般不累及牙龈、颊黏膜。

（二）治疗

本病为自限性疾病，治疗主要为局部处理及对症处理。局部可涂疱疹净，全身可用抗病毒药物治疗，除非有继发感染，一般不用抗生素。

（潘云波）

第二节　腹泻

小儿腹泻是一组由多病原、多因素引起的以大便次数增多和性状改变为特点的临床综合征，是儿科常见病、多发病。主要临床表现为腹泻和呕吐，严重者可引起脱水和电解质紊乱。发病年龄多在 6 个月至 2 岁，1 岁以内约占半数。一年四季均可发病，但夏、秋季发病率高。近年来本病的发病率虽已明显降低，但仍是造成小儿营养不良、生长发育障碍的主要原因之一。是我国儿童保健重点防治的疾病之一。

目前小儿腹泻常用的分类方法包括：①按病因分为感染性和非感染性；②按病程分为急性腹泻（病程＜2周）、迁延性腹泻（病程2周至2个月）和慢性腹泻（病程＞2个月）；③按病情分为轻型腹泻（主要为胃肠道症状）和重型腹泻（胃肠道症状加重，有脱水、电解质紊乱及全身中毒症状）。

一、病因与发病机制

（一）病因

1.易患因素

（1）消化系统的特点：婴幼儿消化系统发育尚未成熟，胃酸和消化酶分泌少，酶活性偏低，不能适应食物量和质的较大变化，而婴幼儿生长发育快，所需营养物质相对较多，胃肠道负担重。

（2）机体防御功能差：婴幼儿血清免疫球蛋白和胃肠道分泌型IgA（sIgA）均较低；胃酸偏低，对进入胃内的细菌杀灭能力较弱。

（3）肠道菌群失调：正常的肠道菌群对入侵的致病微生物有拮抗作用，改变饮食使肠道内环境发生改变或滥用广谱抗生素，均可使肠道的正常菌群平衡失调，导致肠道感染。

（4）人工喂养：牛乳中缺乏sIgA、乳铁蛋白等多种抗肠道感染的免疫活性物质，且人工喂养的食物和食具易受污染，故人工喂养儿患肠道感染的发生率明显高于母乳喂养儿。

2.感染因素

（1）肠道内感染：可由病毒、细菌、真菌或寄生虫等引起，以前两者多见。

1）病毒：主要是轮状病毒，常引起秋、冬季流行性腹泻。其次是星状病毒、诺如病毒、埃可病毒、柯萨奇病毒、腺病毒、环曲病毒等。

2）细菌：主要是致腹泻大肠杆菌（即致病性、侵袭性、产毒性、出血性、黏附集聚性大肠杆菌）。其次是空肠弯曲菌、耶尔森菌、沙门菌、难辨梭状芽孢杆菌等。长期大量使用广谱抗生素引起肠道菌群失调可诱发金黄色葡萄球菌、铜绿假单胞菌等感染。

3）真菌：长期应用广谱抗生素和肾上腺糖皮质激素，使机体免疫功能低下，易发生真菌性肠炎。常见的有念珠菌、曲菌、毛真菌，婴儿以白念珠菌多见。

4）寄生虫：常见为蓝氏贾第鞭毛虫、阿米巴原虫和隐孢子虫等。

（2）肠道外感染：患中耳炎、上呼吸道感染、肺炎、肾盂肾炎、皮肤感染及急性传染病时可伴发腹泻。其发生原因为肠道外感染的病原同时感染肠道（主要是病毒），或发热及病原体的毒素作用、抗生素治疗使消化液分泌减少，消化功能紊乱并发腹泻。

3.非感染因素

（1）饮食因素：包括以下因素。

1）喂养不当：是引起轻型腹泻的常见原因，多见于人工喂养儿。喂养过多、过少、不定时、成分不适宜（过早添加淀粉或脂肪类食物）、突然改变食物品种等而引起腹泻。

2）过敏性腹泻：如对牛奶或大豆等食物过敏而引起腹泻。

（2）原发性或继发性双糖酶（主要为乳糖酶）缺乏或活性降低，肠道对糖的消化吸收不良，乳糖积滞而引起腹泻。

（3）气候因素：气候突变，腹部受凉使肠蠕动增强；天气过热使消化液分泌减少，口渴又使小儿饮水、哺乳增多，稀释消化液并增加消化道负担而致腹泻。

（二）发病机制

1.非感染性腹泻

主要因喂养不当（进食过多或成分不合理）所致的消化功能紊乱引起，当食物消化吸收发生障碍时，食物积滞在小肠上部，使肠内酸度降低，肠道下部细菌上移和繁殖，食物产生发酵和腐败，即内源性感染。食物酵解产生的短链有机酸使肠内渗透压增高，腐败性毒性产物（如胺类等）刺激肠壁，使肠蠕动增加，引起腹泻。

2.感染性腹泻

（1）细菌性肠炎：细菌随污染的食物或水进入消化道，当机体防御功能下降时，侵入的细菌可产生肠毒素或直接侵袭肠黏膜。如产毒性细菌能分泌耐热或不耐热肠毒素，分别与小肠黏膜上皮细胞膜上的受体结合，不耐热肠毒素激活腺苷酸环化酶，使 ATP 转变为 cAMP（环磷酸腺苷），耐热肠毒素激活鸟苷酸环化酶，使 GTP 转变为 cGMP、（环磷酸鸟苷），二者都引起肠腺分泌 Cl^- 增多，并抑制肠道 Na^+、Cl^- 和水的再吸收而导致分泌性腹泻。侵袭性细菌（大肠杆菌、耶尔森菌、金黄色葡萄球菌等）可侵入肠黏膜组织，引起充血、水肿、渗出、炎性细胞浸润和溃疡等病变。

（2）病毒性肠炎：病毒先侵犯小肠黏膜上皮细胞，使细胞产生空泡变性、坏死、脱落。肠绒毛肿胀，变短和不规则。消化吸收功能减弱，水和电解质吸收减少。同时有病变的肠黏膜细胞双糖酶分泌不足且活性降低，使食物中糖类消化不全，乳酸吸收不良，增加肠内渗透压，更加重了腹泻。

二、临床表现

（一）急性腹泻

1.腹泻的共同临床表现

（1）轻型：多为非感染因素（饮食、气候）或肠外感染所致。主要是胃肠道症状，大便次数增多，但每次大便量不多，稀薄或带水，呈黄色或绿色，有酸味，常见白色或黄白色奶瓣和泡沫。食欲减退，偶有溢乳或呕吐。无脱水及全身中毒症状，体温大多正常，偶有低热。如治疗及时，多在数日内痊愈。若处理不当可转为重型。

（2）重型：多由肠内感染所致，常急性起病。除有较重的胃肠道症状外，还有明显的水、电解质和酸碱平衡紊乱及全身中毒症状。

1）胃肠道症状重：腹泻频繁，每日多在 10 次以上，多者可达数十次。每次大便量多，水样或蛋花汤样，可带黏液，少数患儿可有少量血便。常有呕吐，呕出食物残渣或黄绿色液体，严重者可吐出咖啡色液体。多有食欲减退、拒食、腹胀。由于频繁大便刺激，肛周皮肤可发红或糜烂。

2）全身中毒症状较明显：常有发热，体温可高达 39 ℃以上。可伴烦躁不安或精神萎靡、嗜睡、昏迷或惊厥。

3）水、电解质和酸碱平衡紊乱：具体表现如下。脱水：由于腹泻、呕吐等丢失体液和摄入量减少，使体液总量尤其是细胞外液量减少所致。临床上根据丢失体液的多少可把脱水分为轻度、中度、重度脱水。还可根据水与电解质丢失的比例不同，将脱水分为等渗性、低渗性和高渗性脱水。

代谢性酸中毒：由于氢离子增加或碳酸氢根离子丢失所致。急性重型腹泻都有不同程度代谢性酸中毒，往往脱水越重，代谢性酸中毒也越严重。①病因：因腹泻从大便中丢失大量碱性物质；进食少和肠吸收不良，体内脂肪分解增加，酮体生成增多；脱水时血液浓缩，循环不良，组织缺氧，乳酸产生增多；脱水时血容量减少，肾血流量减少，尿量减少，酸性代谢产物从尿中排出减少。②临床表现：根据血 CO_2 结合力测定分为轻度、中度及重度酸中毒。新生儿及小婴儿呼吸代偿功能较差，代谢性酸中毒时呼吸深快改变不明显，往往仅有精神萎靡、拒食和面色苍白等。应注意年龄特点。

低钾血症：血清钾低于 3.5 mmol/L 称为低钾血症。①病因：因腹泻、呕吐丢失钾过多；进食少，钾摄入量不足；肾脏保钾功能差，在低钾时，只要有尿，仍有一定量的钾排出。小儿腹泻时常有体内缺钾，但在脱水未纠正前，由于血液浓缩，酸中毒时钾向细胞外转移，尿少使钾排出量减少等原因，虽然体内钾总量减少，但血清钾多数正常，随着输液纠正脱水过程中血钾被稀释，输入的葡萄糖合成糖原，一部分钾又被固定在细胞内；酸中毒纠正后钾向细胞内转移；尿量增加使钾的排出增多。故常在脱水、酸中毒纠正后，血钾降低而出现低钾症状。②临床表现：神经肌肉兴奋性减低的表现如精神萎靡，四肢无力，肌张力低下，腱反射消失，严重者表现为瘫痪；胃肠道的表现如腹胀，肠鸣音减弱，严重肠麻痹可致肠梗阻；心肌兴奋性降低的表现如心率增快、心音低钝、心律不齐，严重者心脏扩大、心力衰竭；心电图改变：T 波低平，ST 段下移，Q-T 间期延长，出现 U 波。

低钙血症：腹泻患儿进食少，吸收不良，从大便中丢失钙，可使体内钙减少，但一般不严重。多见于佝偻病、营养不良、迁延性及慢性腹泻患儿，在酸中毒被纠正后，血清钙下降而出现手足搐搦或惊厥等低钙的表现。

低镁血症：指血清镁低于 0.75 mmol/L。极少数慢性腹泻合并营养不良患儿，其脱水酸中毒、低钾血症、低钙血症被纠正后或低钙血症同时出现低镁血症。表现为烦躁、震颤、惊厥。

2.几种常见类型肠炎的临床特点

（1）轮状病毒肠炎：轮状病毒是秋、冬季小儿腹泻最常见病原，轮状病毒肠炎又称秋季腹泻。呈散发或小流行。本病多见于 6~24 个月的婴幼儿，潜伏期为 24~72 h。起病急，常伴有发热，少数体温可达 39 ℃以上，出现流涕、咽部充血等上呼吸道感染征象。患儿病初即发生呕吐，且常先吐后泻。腹泻呈水样便，量多，次数多，可带少量黏液，无腥臭味，常并发脱水、酸中毒及电解质紊乱。大便镜检偶有少量白细胞。本病为自限性疾病，自然病程为 3~8 d，不喂乳类的患儿恢复更快。有免疫缺陷的患儿病程可延长，营养不良小儿感染轮状病毒时病情特别严重。感染后 1~3 d 大便中即有大量病毒排出，最长可达 6 d。血清抗体一般在感染后 3 周上升。

（2）致病性大肠杆菌肠炎：多发生在高温季节，以5~8月为多，潜伏期多为1~2 d，起病较缓，大便次数增多，量中等，呈黄绿色蛋花汤样，有腥臭味和较多黏液，镜检有少量白细胞。常伴呕吐，严重者可伴发热，出现水和电解质紊乱。病程1~2周。

（3）产毒性大肠杆菌肠炎：潜伏期一般为1~2 d，起病多较急，病情轻重不一。轻症大便稍增多，重症腹泻频繁，大便量多，呈蛋花样或水样，混有黏液，镜检未见白细胞。多有呕吐，可发生脱水、电解质紊乱和酸中毒。病程一般为5~10 d。

（4）侵袭性细菌性肠炎：包括侵袭性大肠杆菌肠炎、耶尔森菌小肠结肠炎、空肠弯曲杆菌肠炎和鼠伤寒沙门菌小肠结肠炎等。病原菌不同，流行病学特点也不同。例如，侵袭性大肠杆菌肠炎、空肠弯曲菌肠炎和鼠伤寒沙门菌小肠结肠炎多发生在夏季，而耶尔森菌小肠炎多发生在秋、冬季；潜伏期长短不一，侵袭性大肠杆菌肠炎（13~18 h）和鼠伤寒沙门菌小肠结肠炎（8~48 h）潜伏期较短，而空肠弯曲杆菌肠炎（2~7 d）和耶尔森菌小肠炎（1~3周）潜伏期较长。然而，因其相似的发病机制，临床征象却都与细菌性痢疾相似。起病急，高热，甚至可以发生高热惊厥。腹泻频繁，大便呈黏液状，带脓血，有腥臭味，常伴恶心、呕吐、腹痛和里急后重，可出现严重的中毒症状如高热、意识改变，甚至感染性休克。大便镜检有大量白细胞及数量不等的红细胞。单从临床表现上难以鉴别，必须依靠大便培养。其中空肠弯曲菌常侵犯空肠和回肠，且有脓血便，腹痛剧烈，易误诊为阑尾炎。

（5）抗生素诱发的肠炎：长期应用广谱抗生素使肠道菌群失调，肠道内耐药的金黄色葡萄球菌、铜绿假单胞菌、变形杆菌、某些梭状芽孢杆菌和白念珠菌等大量繁殖引起肠炎。发病多在持续用药2~3周后，也有短至数日者。体质较弱、严重的原发病、长期应用肾上腺皮质激素、免疫功能低下者更易发病。婴幼儿病情多较重。

1）金黄色葡萄球菌肠炎：原发性者少见，多继发于使用大量抗生素后。由细菌侵袭肠壁和产生毒素所致。主要症状为腹泻，轻者停药后即逐渐恢复，重者腹泻频繁，大便为黄色或暗绿色海水样，黏液较多，可有血便，有腥臭味。可出现脱水、电解质紊乱和酸中毒。中毒症状较重，发热、腹痛、恶心、呕吐、乏力、谵妄，甚至休克。大便镜检有大量脓细胞和成簇的革兰阳性球菌，大便培养有金黄色葡萄球菌生长，凝固酶试验阳性。

2）假膜性小肠结肠炎：由难辨梭状芽孢杆菌引起。除万古霉素和胃肠道外用的氨基糖苷类抗生素外，几乎各种抗生素均可诱发本病。症状轻重不等，主要症状为腹泻，大便黄色或黄绿色，水样便，可有假膜（为坏死毒素致肠黏膜坏死所形成的假膜）排出。少数大便带血，伴有腹痛、腹胀、发热、乏力、谵妄等中毒症状，严重者可发生休克。大便镜检有白细胞，有时见红细胞。诊断依赖于检出难辨梭状芽孢杆菌和毒素，单独分离出细菌尚不足以确诊。

3）真菌性肠炎：多为白念珠菌感染所致，常伴有鹅口疮。大便次数增多，稀黄，泡沫较多，带黏液。有时可见豆腐渣样细块（菌落），偶见血便，大便镜检可见真菌孢子和菌丝。大便真菌培养阳性。

（二）迁延性与慢性腹泻

病因复杂，感染、酶缺陷、免疫缺陷、药物因素、食物过敏、肠道菌群失调、低出生体重儿和先天性畸形等均可引起。以急性感染性腹泻未彻底治疗、迁延不愈最为常见。

人工喂养、营养不良婴幼儿患病率高。

患儿多无全身中毒症状，脱水、代谢性酸中毒也不太明显，而以消化功能紊乱和慢性营养紊乱为主要临床特点。临床表现为腹泻迁延不愈，病情反复，腹泻次数和性状不稳定，吐泻频繁时可出现水、电解质紊乱。由于长期消化吸收障碍，营养消耗，多呈慢性营养紊乱，精神萎靡，食欲低下，体重下降，促进或加重营养不良、贫血、多种维生素缺乏，易并发呼吸道、泌尿道等继发感染，形成恶性循环，若不积极正确治疗，病死率较高。

三、实验室检查

1.血常规检查

白细胞及中性粒细胞增多提示细菌感染，正常或降低提示病毒感染；嗜酸性粒细胞增多属寄生虫感染或过敏性病变。

2.大便检查

大便常规无或偶见白细胞者为侵袭性细菌以外病原体感染引起，大便内有较多的白细胞常由于各种侵袭性细菌感染引起。大便培养可检出致病菌。疑为病毒感染者应做病毒学检查，肠道菌群分析、酸度、还原糖试验和培养。真菌性肠炎，大便涂片发现真菌孢子及假菌丝。

3.血液生化检查

血钠测定可提示脱水性质，血钾测定可反映体内缺钾的程度，测定血钙和血镁可了解是否有低钙血症、低镁血症。血气分析、二氧化碳结合力（CO_2CP）测定可了解体内酸碱平衡程度和性质。

4.其他检查

十二指肠液检查，食物过敏原（特异性免疫球蛋白）检查，纤维结肠镜、小肠黏膜活检。

四、诊断与鉴别诊断

根据发病季节，病史（包括流行病学资料和喂养史）、临床表现和大便性状易于作出临床诊断。必须判断有无脱水（程度和性质）、电解质紊乱和酸碱失衡。注意寻找病因，但肠道内感染的病原学诊断比较困难。为了临床诊断和治疗的需要，先根据大便常规有无白细胞将腹泻分为两组。

1.大便无或偶见少量白细胞

为侵袭性细菌以外的病因（包括喂养不当或病毒，非侵袭性细菌，寄生虫等肠道内、外感染）引起的腹泻，多为水泻，有时伴脱水症状，应与下列疾病鉴别。

（1）生理性腹泻：多见于 6 个月以下的婴儿，外观虚胖，常有湿疹，出生后不久即出现腹泻，除大便次数增多外，无其他症状，精神、食欲好，不影响生长发育。近年来发现此类腹泻为乳糖不耐受的一种特殊类型，一般不需特殊治疗，添加辅食后，大便即逐渐恢复正常。

（2）导致小肠消化吸收功能障碍的各种疾病：如乳糖酶缺乏、葡萄糖—半乳糖吸收不良、过敏性腹泻等，可根据各病特点结合实验室检查结果加以鉴别。

2.大便有较多的白细胞

常由各种侵袭性细菌感染所致，表明结肠和回肠末端有侵袭性炎症病变，仅凭临床表现难以区别是何种细菌感染，必要时可进行大便细菌培养，细菌血清型和毒性检测进行判断。同时应与下列疾病鉴别。

（1）细菌性痢疾：常有流行病学史，起病急，全身症状重。大便次数多，量少，排脓血便伴里急后重，大便显微镜检查有较多红细胞、脓细胞和吞噬细胞，大便细菌培养有痢疾杆菌生长可确诊。

（2）坏死性肠炎：中毒症状较严重，高热、腹胀、腹痛、频繁呕吐，常伴休克。大便糊状，呈暗红色，逐渐出现典型的赤豆汤样血便。腹部立、卧位 X 线摄片呈小肠局限性充气扩张，肠壁积气，肠间隙增宽等。

五、治疗

治疗原则为调整饮食，加强护理，预防和纠正脱水，合理用药，预防并发症。急性腹泻要维持水、电解质平衡及抗感染；迁延性与慢性腹泻则要注意肠道菌群失调及饮食疗法。

（一）急性腹泻

1.饮食疗法

适宜的营养对满足生理需要，促进消化功能恢复，缩短腹泻后的康复时间，减少对生长发育的影响非常重要，故应强调继续饮食。根据疾病的特殊病理生理状况、个体消化吸收功能和平时的饮食习惯进行合理调整。母乳喂养者可继续哺喂，暂停或减少辅食；人工喂养儿 6 个月以下可减少喂乳量，延长喂奶间隔，可喂以等量米汤或稀释的牛奶或其他代乳品；6 个月以上可用已习惯的平常饮食，由少量逐渐增多。对脱水严重、呕吐频繁者，禁食 4~6 h（不禁水），一旦呕吐好转后应及早恢复喂养，由少到多，由稀到稠。病毒性肠炎多有双糖酶缺乏，可暂停乳类，改喂豆制代乳品、发酵奶或去乳糖配方奶。腹泻停止后逐渐恢复营养丰富的饮食，并每日加餐 1 次，共 2 周。

2.加强护理

对感染性腹泻应注意消毒隔离。按时喂水或口服 ORS 溶液。加强口腔护理。掌握静脉补液的速度。勤换尿布，每次便后冲洗臀部，以预防上行性泌尿道感染和尿布疹。勤翻身，预防压疮和坠积性肺炎。

3.药物治疗

（1）控制感染：水样便腹泻患儿（约占 70%）多为病毒及非侵袭性细菌所致，一般不用抗生素，应合理使用液体疗法，选用微生态制剂和黏膜保护剂，病毒感染的患儿可用抗病毒治疗。如伴有明显的全身症状不能用脱水解释者，尤其是对重症患儿、新生儿、营养不良及免疫功能低下者可酌情应用抗生素治疗。

黏液、脓血便患儿（约占 30%）多为侵袭性细菌感染，应根据临床特点及针对病原，先根据经验选用抗生素，再根据大便细菌培养和药敏试验结果进行调整。大肠杆菌引起的肠炎可使用复方新诺明、氨苄西林、阿米卡星、头孢噻肟或头孢三嗪等，金黄色葡萄球菌肠炎应立即停用原使用的抗生素，根据症状可选用苯甲异噁唑青霉素、乙氧萘青霉素或新青霉素、万古霉素、利福平等，对真菌性肠炎用抗真菌药物治疗。

（2）肠道微生态疗法：有助于恢复肠道正常菌群的生态平衡，抑制病原菌定植和侵袭，控制腹泻。常用双歧杆菌、嗜酸乳杆菌、粪链球菌等制剂。

（3）肠黏膜保护剂：能与肠道黏液糖蛋白相互作用，增强其屏障功能，阻止病原微生物的攻击，吸附病原体和毒素，维持肠细胞的吸收和分泌功能，如蒙脱石粉。

（4）避免用止泻剂：因为止泻剂有抑制胃肠动力的作用，增加细菌繁殖和毒素的吸收，对于感染性腹泻有时是很危险的。

（5）补锌治疗：对于急性腹泻患儿，补锌可以缩短病程。6 个月以上患儿应每日给予元素锌 20 mg，6 个月以下婴儿每日元素锌 10 mg，疗程 10~14 d。

（二）迁延性与慢性腹泻

采取综合治疗措施，积极寻找病因并针对病因进行治疗，切忌滥用抗生素，避免顽固的肠道菌群失调。预防和治疗脱水，纠正电解质及酸碱平衡紊乱。继续喂养，避免长时间禁食。

1.注意饮食，改善营养

（1）调整饮食：应继续母乳喂养。人工喂养儿应调整饮食，保证足够热能。

（2）去乳糖饮食：对双糖不耐受患儿，大多为乳糖不耐受者，宜采用豆浆或去乳糖配方奶粉等。

（3）如果在应用无双糖饮食后腹泻仍不改善，应考虑食物过敏的可能性，可改用其他饮食或水解蛋白配方饮食。

（4）要素饮食：由氨基酸、葡萄糖、中链甘油三酯、多种维生素和微量元素组合而成。是肠黏膜受损伤患儿最理想的食物，其浓度和量根据患儿临床状态而定。

2.静脉营养

对不能耐受口服营养物质的少数患儿，可采用静脉营养，保证营养物质的供给。推荐方案为：脂肪乳剂每日 2~3 g/kg，复方氨基酸每日 2~2.5 g/kg，葡萄糖每日 12~15 g/kg，电解质及多种微量元素适量，液体每日 120~150 mL/kg，热量每日 50~90 kcal/kg。待肠道功能恢复后改为口服。

3.药物治疗

（1）抗生素：对分离出特异病原的感染性患儿，根据药物敏感试验选用抗生素。

（2）微量元素和维生素：补充锌、铁、烟酸、维生素 A、维生素 B_{12}、维生素 C 和叶酸等，有助于肠黏膜的修复。

（3）微生态调节剂和肠黏膜保护剂。

（4）助消化药物。

4.中医辨证论治

有良好疗效，并可配合中药、推拿、捏脊、针灸和磁疗等。

六、预防

（1）合理喂养，提倡母乳喂养，采用逐步过渡的方式及时添加辅助食品。避免在夏季断奶。

（2）加强卫生宣教，对水源和食品卫生严格管理。注意气候变化的护理，避免过热或受凉，夏天应多喂水。

（3）培养良好的饮食卫生习惯和个人卫生习惯，小儿饭前便后洗手、勤剪指甲等。注意乳品的保存和食具、便器、玩具和设备的定期消毒。

（4）对于生理性腹泻的婴儿应避免不适当的药物治疗，不要由于婴儿大便次数增多而怀疑其消化能力，不按时添加辅食。

（5）感染性腹泻患儿，尤其是大肠杆菌、轮状病毒肠炎的传染性强，集体机构如有流行，应积极治疗患儿，做好消毒隔离工作，防止交叉感染。

（6）避免长期滥用广谱抗生素。对于因败血症、肺炎等肠道外感染必须使用抗生素治疗（特别是广谱抗生素）的婴幼儿，即使没有消化道症状，也可加用微生态制剂，防止由于难治性肠道菌群失调所致的腹泻。

（7）轮状病毒疫苗接种为预防轮状病毒肠炎的理想方法。

（潘云波）

第三节　胃炎和消化性溃疡

一、胃炎

胃炎是指由多种物理性、化学性或生物性有害因子引起的胃黏膜或胃壁炎性病变。根据病程分为急性胃炎和慢性胃炎，后者发病率高，其中以慢性浅表性胃炎最常见，且多见于 3 岁以上小儿。

（一）病因与发病机制

1.急性胃炎

多为继发性，可由多种病因引起。服用对胃黏膜有损害的药物（如阿司匹林等非甾体类抗炎药），误服毒物或腐蚀剂，摄入由细菌及其毒素污染的食物或过热、过冷、粗糙、有刺激性的食物，严重感染、颅脑损伤、休克、呼吸衰竭等急危重症引起的应激反应（又称急性胃黏膜损伤、急性应激性黏膜病变），食物过敏、情绪波动、精神紧张以及各种因素所致的变态反应等，均可引起胃黏膜的急性炎症。

2.慢性胃炎

致病因素的长期反复作用可引起胃黏膜的慢性炎症。以浅表性（非萎缩性）胃炎最常见，占 90%~95%，萎缩性胃炎极少。可能的致病因素包括：①幽门螺杆菌（Hp）感染，已证实 Hp 所致的胃内感染是胃炎的主要病因，尤其是活动性、重症胃炎中 Hp 的检出率很高；②胆汁反流，反流的胆盐刺激降低了胃黏膜的屏障功能，使胃液中 Hp 反弥散进入胃黏膜引起炎症；③长期服用刺激性食物、药物或经常暴饮暴食；④其他，如持续的精神紧张、压力过大，一些慢性疾病的影响，以及环境、遗传、营养、免疫等因素均与发病有关。

（二）临床表现

1.急性胃炎

起病急，轻者仅有食欲不振、上腹部不适、腹痛、恶心、呕吐，严重者可出现呕血、黑便、脱水、电解质及酸碱平衡紊乱。有感染者常伴有发热等全身中毒症状。

2.慢性胃炎

主要表现为反复发作、无规律性的腹痛。年长儿多可指出上腹痛，常出现于进食过程中或餐后；幼儿和学龄前儿童多表现为脐周不适或间歇性隐痛，严重者为剧烈绞痛。常伴有食欲不振、恶心、呕吐、腹胀，胃黏膜糜烂出血者可伴有呕血、黑便。病程迁延不愈可影响患儿的营养状况及生长发育。

（三）实验室及其他检查

1.胃镜检查

为最可靠的诊断手段。可直接观察到胃黏膜广泛充血、水肿、糜烂、出血，有时可见黏膜表面的黏液斑或反流的胆汁。可同时取病变部位组织进行 Hp 和病理学检查。

2.幽门螺杆菌检测

分为侵入性和非侵入性两类。

侵入性检测即通过胃镜检查取黏膜活组织进行检测，包括：①胃黏膜组织切片 Hp 培养，是最准确的诊断方法；②尿素酶试验，快速、简单，特异性和敏感性高；③胃黏膜组织学检查。

非侵入性检测包括：①检测血清抗 Hp-IgG 抗体；②^{13}C 尿素呼吸试验，特异性和敏感性达 90%以上；③粪便 Hp 抗原检测。

（四）诊断与鉴别诊断

根据病史、临床表现、胃镜和胃黏膜活组织病理学检查等多可确诊。引起儿童腹痛的病因很多，胃炎患儿急性发作的腹痛应与肝、胆、胰、肠等腹内脏器的疾病、外科急腹症及腹型过敏性紫癜相鉴别。慢性反复发作的腹痛需与肠痉挛、功能性腹痛等疾病鉴别。

1.肠痉挛

多见于婴儿，可出现反复发作的阵发性腹痛，腹部无异常体征，主要表现为哭吵不安、难以安抚，可伴有呕吐、翻滚、双下肢蜷曲等症状，往往于排气、排便后缓解。

2.心理因素所致功能性腹痛（再发性腹痛）

这是一种常见的儿童期身心疾病。原因不明，与情绪改变、生活事件、家庭成员过度焦虑等有关。表现为弥漫性、发作性腹痛，持续数十分钟或数小时而自行缓解，可伴有恶心、呕吐等症状。临床表现和辅助检查往往无阳性发现。

（五）治疗

1.急性胃炎

去除病因，积极治疗原发病。避免服用一切刺激性食物和药物，及时纠正水、电解质紊乱。给予 H_2 受体拮抗剂和胃黏膜保护剂。疼痛发作时可用阿托品、颠茄合剂或溴丙胺太林等止痛。有上消化道出血者应卧床休息，监测生命体征及呕吐、便血等情况，并给予止血、保护胃黏膜等治疗。有细菌感染者应用有效抗生素。

2.慢性胃炎

（1）去除病因：积极治疗原发病。

（2）饮食治疗：培养良好的生活规律和饮食习惯，饮食定时定量，避免服用刺激性食物和对胃黏膜有损害的药物。

（3）药物治疗：常用药物如下。①黏膜保护剂：如碱式碳酸铋、硫糖铝、蒙脱石粉剂等；②H_2受体拮抗剂：如西咪替丁、雷尼替丁、法莫替丁等；③胃肠动力药：腹胀、呕吐或胆汁反流明显者可加用多潘立酮（吗丁啉）、西沙必利、莫沙比利等；④有 Hp 感染者应进行规范的抗 Hp 治疗。药物治疗时间视具体病情而定。

二、消化性溃疡

消化性溃疡是指发生在胃和十二指肠的慢性溃疡，即胃溃疡和十二指肠溃疡。以学龄期儿童多见。婴幼儿多为急性、继发性溃疡，常有明确的原发疾病，胃溃疡和十二指肠溃疡发病率相近。年长儿多为慢性、原发性溃疡，以十二指肠溃疡多见，男童多于女童，可有明显的家族史。

（一）病因与发病机制

原发性消化性溃疡的病因和发病机制至今尚未完全阐明，目前认为是由于对胃和十二指肠黏膜有损害作用的侵袭因子（如胃酸、胃蛋白酶、胆盐、药物、微生物及其他有害物质等）与黏膜自身的防御因素（黏膜屏障、黏膜血流量、细胞更新等）之间失去平衡的结果。一般认为，胃溃疡主要与组织防御能力减弱有关，十二指肠溃疡则与胃酸分泌增高关系密切。

1.胃酸和胃蛋白酶的侵袭力

胃液中过多的胃酸和胃蛋白酶破坏黏膜屏障，侵蚀消化黏膜而产生溃疡。因胃酸分泌随年龄而增加，故年长儿原发性消化性溃疡的发病率较婴幼儿高。胃酸和胃蛋白酶是形成溃疡的主要原因。

2.胃和十二指肠黏膜的防御功能

胃黏膜表面的黏液层、胃上皮细胞分泌的重碳酸盐、黏膜丰富的血流和上皮细胞的再生等，既能保持人体良好的消化功能，又能保护胃、十二指肠黏膜免受损害。暴饮暴食或不规则进食，可破坏胃液分泌的节律性；某些食物或对胃有刺激性的药物、肾上腺皮质激素或糖皮质激素等可对胃黏膜造成理化性损害；胃排空延缓和胆汁反流使胃黏膜更易受胃酸和胃蛋白酶的侵蚀，故一旦保护作用削弱，则可发生消化性溃疡。

3.Hp 感染

有调查表明，80%以上的十二指肠溃疡和 50%以上的胃溃疡存在 Hp 感染，检出率达 52.6%~62.9%，而 Hp 被根除后溃疡的复发率即下降，提示 Hp 在溃疡的发病中起重要作用。

4.遗传因素

消化性溃疡属常染色体显性遗传病，20%~60%患儿有家族史。O 型血的人十二指肠溃疡的发病率高于其他血型，单卵双胎发生溃疡的一致性较高，2/3 的十二指肠溃疡患者家族成员血清胃蛋白酶原升高，均提示溃疡有遗传因素参与。

5.其他

意外事故、精神创伤、情绪高度紧张、外伤、手术等因素均可影响胃液的分泌，引发应激性溃疡，或促发消化性溃疡急性穿孔。

继发性溃疡是由于全身危重疾病（如严重感染、休克、颅内损伤、严重烧伤、呼吸衰竭等）的应激反应引起的胃、十二指肠黏膜的局部损害。

（二）病理

胃溃疡多发生于胃小弯、胃窦部，少数可发生在胃体、幽门管内。十二指肠溃疡好发于球部，偶发于球后部（称为球后溃疡）。溃疡多为单发，少数可有 2~3 个溃疡并存。胃和十二指肠均有溃疡者称为复合溃疡。胃镜下典型的溃疡呈圆形或卵圆形，大小不等，深浅不一，周围黏膜充血、水肿，底部呈灰白色。较深的溃疡可达浆膜层，溃破血管时引起出血，穿破浆膜层时引起穿孔。

（三）临床表现

年龄越小，症状越不典型。不同年龄患儿因病变类型、好发部位和演变过程不同，各有不同的临床特点。

1.婴儿

继发性溃疡多见，新生儿期常继发于早产、窒息、败血症、低血糖、呼吸窘迫综合征和中枢神经系统疾病等，也可于出生后 2~3 d 因胃酸较高而发生原发性溃疡。急性起病，表现为哭闹、拒食、呕血、黑便、生长发育迟缓等，部分患儿可因消化道出血和穿孔就诊。婴儿期的原发性溃疡均以胃溃疡多见。

2.幼儿

胃和十二指肠溃疡的发病率相等。主要表现为反复无规律的脐周及上腹部疼痛，夜间及清晨痛醒。患儿食欲差，进食后呕吐，与十二指肠水肿、痉挛出现梗阻有关。可发生呕血、黑便，常伴有消瘦及生长发育迟缓。

3.学龄前及学龄儿

随着年龄的增长，溃疡的临床表现逐渐接近成人，以原发性十二指肠溃疡多见，男孩多于女孩。主要表现为反复发作的脐周及上腹部节律性胀痛、烧灼感，饥饿时或夜间多发，可持续数分钟至数小时。严重者可出现呕血、便血、贫血，甚至穿孔，穿孔时疼痛剧烈并放射至背部或左右上腹部。部分病例可无腹痛，而仅表现为粪便潜血试验阳性及贫血。

（四）实验室及其他检查

1.上消化道内镜检查

检查准确率高，可作为诊断消化性溃疡的首选方法。不仅能确认溃疡有无，了解溃疡大小、溃疡周围炎症的轻重、溃疡表面有无血管暴露，而且可采取黏膜标本做病理组织学和细菌学检查，还可在内镜下进行止血治疗，控制活动性出血。

2.胃肠 X 线钡餐造影

因敏感性和特异性较差，仅适用于对内镜检查有禁忌者。直接征象发现胃和十二指肠壁龛影可确诊；间接征象显示溃疡对侧出现切迹，十二指肠球部痉挛、畸形对本病的诊断有参考价值。

（五）诊断与鉴别诊断

儿童消化性溃疡的症状和体征不典型，常易误诊和漏诊，故对出现以下症状的患儿，应及时进行上消化道内镜检查以明确诊断：原因不明的呕血、便血；反复胃肠不适，且有溃疡尤其是十二指肠溃疡家族史者；与饮食有关的呕吐；与进食或饥饿有关的反复发作性上腹部疼痛、剑突下疼痛、烧灼感；粪便潜血试验阳性的贫血患儿等。注意以下症状的鉴别。

1.腹痛

应与急腹症、肠痉挛、肠寄生虫病、胆道结石、腹内脏器感染及腹型过敏性紫癜等疾病鉴别。

2.呕血

婴儿呕血应与新生儿自然出血症（维生素 K 缺乏症）、食管裂孔疝等鉴别；年长儿需与肝硬化致食管静脉曲张破裂出血及全身出血性疾病鉴别。

3.便血

消化性溃疡出血多为柏油样便，鲜红色便仅见于大量出血者。应与肠套叠、梅克尔憩室、肠息肉、腹型过敏性紫癜及血液病所致出血鉴别。

（六）治疗

目的是缓解和消除症状，促进溃疡愈合，防止溃疡复发，预防并发症。

1.一般治疗

培养良好的生活和饮食习惯，进食定时定量，选择易消化的食物，避免过硬、过冷、过酸、辛辣和粗糙食物。尽量少用或避免服用对胃有刺激性的药物，如非甾体类抗炎药（NSAIDs）、红霉素、阿司匹林和肾上腺糖皮质激素等。避免精神过度紧张和疲劳，适当休息。急性出血者需卧床休息，给予局部止血（如喷药，胃镜下硬化、电凝治疗）及全身止血治疗，同时密切监测生命体征包括血压、心率及末梢循环等。需禁食者注意保证热量及水的供给，失血严重者应及时输血，保证血容量充足。

2.药物治疗

原则是抑制胃酸分泌和中和胃酸，强化黏膜防御能力，抗 Hp 治疗等。

（1）抑制胃酸分泌：抑制和中和胃酸是消除侵袭因素的主要途径。

1）H_2 受体拮抗剂（H_2RI）：可直接阻止组胺和壁细胞上 H_2 受体的结合，抑制胃酸分泌，促进溃疡愈合，常作为抗 Hp 治疗中的抗分泌药物。常用药物包括：西咪替丁 10~15 mg/（kg·d），分 4 次于饭前 10~30 min 口服，或每日 1~2 次静脉滴注，疗程 4~8 周；雷尼替丁 3~5 mg/（kg·d），分 2 次或睡前 1 次口服，或每日 2~3 次静脉滴注，疗程 4~8 周；法莫替丁 0.9 mg/（kg·d），睡前 1 次口服，或每日 1 次静脉滴注，疗程 2~4 周。

2）质子泵抑制剂（PPI）：通过降低壁细胞中的 H^+-K^+-ATP 酶活性，阻抑 H^+ 从细胞质内转移到胃腔而抑制胃酸分泌，也具有抑制 Hp 生长的作用，因此常作为抗 Hp 治疗的主要成分。常用奥美拉唑 0.6~0.8 mg/（kg·d），清晨顿服，疗程 2~4 周。

3）中和胃酸的抗酸剂：可以缓解症状和促进溃疡愈合，减少复发。常用药物有碳酸钙、氢氧化铝、氢氧化镁等，每次饭后 1 h 及临睡前嚼碎后服用。

（2）胃黏膜保护剂：常用药物如下。

1）硫糖铝：在酸性胃液中与蛋白形成大分子复合物，覆盖于溃疡表面，促进溃疡愈合。常用剂量为 10~25 mg/（kg·d），分 4 次口服，疗程 4~8 周。

2）枸橼酸铋钾：在酸性胃液中与溃疡面的蛋白质结合，隔离溃疡，保护黏膜，同时具有促进前列腺素分泌及抗 Hp 作用，因此常作为抗 Hp 治疗中的黏膜保护药物。剂量为 6~8 mg/（kg·d），分 3 次口服，疗程 4~6 周。长期大剂量应用时需警惕其对神经系统和肾功能的损害。

3）双八面体蒙脱石粉、麦滋林-S 颗粒剂：具有保护胃黏膜、促进溃疡愈合的作用。麦滋林-S 颗粒剂每次 30~40 mg，每日 3 次，口服。

（3）抗 Hp 治疗：有 Hp 感染的消化性溃疡，需进行抗 Hp 治疗。临床常用药物包括：羟氨苄青霉素（阿莫西林）50 mg/（kg·d），甲硝唑 25~30 mg/（kg·d），呋喃唑酮 5~10 mg/（kg·d），克拉霉素 15~30 mg/（kg·d），枸橼酸铋钾 6~8 mg/（kg·d）。以上药物均每日 3 次口服。奥美拉唑 0.6~0.8 mg/（kg·d），清晨顿服。

（4）对症治疗：腹胀、呕吐或有胆汁反流者可加用多潘立酮（吗丁啉）每次 0.3~0.5 mg，每日 3 次；西沙比利每次 0.1~0.2 mg，每日 3 次。腹痛剧烈时，可服用抗胆碱能药物如溴丙胺太林（普鲁本辛），1~2 mg/（kg·d），分 3 次口服，多潘立酮系胃动力药物，而溴丙胺太林有减慢胃排空作用，故二者忌同时服用。

3.手术治疗

消化性溃疡一般无须手术治疗，但如合并穿孔，出现难以控制的大出血（失血量大，48 h 内失血量超过血容量的 30%），合并瘢痕性幽门梗阻经内科积极保守治疗 72 h 仍无缓解者及存在慢性难治性疼痛者，可考虑手术治疗。

（潘云波）

第五章　儿科肾脏疾病

第一节　肾小球肾炎

一、急性肾小球肾炎

急性肾小球肾炎（简称急性肾炎）是小儿时期最常见的肾小球疾病。临床上是以急性起病、血尿、高血压、水肿及肾小球滤过率可有所降低为特点的一个综合征，小儿时期以链球菌感染后发生者多见。临床上常分为链球菌感染后或非链球菌感染者两大类。

由 A 族β溶血性链球菌感染引起者常为免疫复合物性肾炎。病理为弥漫性毛细血管内增生性肾炎。电镜下还可见本症特征性的"驼峰"病变。免疫荧光见有 IgG 和 C3 于肾小球沉积。

（一）临床表现

1.学龄儿多见

发病前 1~3 周常有呼吸道或皮肤的链球菌感染史，自前驱感染至临床发病有一无症状间歇期。

急性起病。多以晨睑肿为主诉，重者偶延及全身。血尿为另一常见主诉。可为洗肉水样尿，也可为深茶色尿。此外可有乏力、头痛、头晕、恶心、腹痛、腰部钝痛等症状。查体除非可凹水肿外，常有血压升高。

2.严重病例

有以下几种表现。

（1）严重的循环充血或心力衰竭：烦躁、气急，端坐呼吸、肺底湿性啰音，心率增快，甚至奔马律，肝大等。

（2）高血压脑病：表现有头痛、呕吐、一过性视力障碍，甚至惊厥、昏迷。

（3）急性肾衰竭：持续尿少，严重氮质血症，电解质紊乱（高钾血症、低钠血症、高磷血症），代谢性酸中毒等。

3.不典型病例

（1）亚临床病例：有链球菌感染史或密切接触史，但无明显临床表现；但血补体测定常呈规律性降低，继之恢复的动态变化。

（2）肾外症状性肾炎：患儿无明显尿液改变，但临床有水肿、高血压，甚至呈急性循环充血、高血压脑病。如行反复尿化验及血补体水平的动态观察多可发现异常。

（3）蛋白尿表现显著者可达肾病综合征水平，甚至有相应的血生化改变。

4.实验室及其他检查

（1）尿液检查：以血尿为主要所见。尿沉渣还可见红细胞管型、颗粒管型及白细胞。尿蛋白一般为+~++。

（2）可见轻度贫血，红细胞沉降率常增快。

（3）有关链球菌感染的检查：咽或皮肤病灶细菌培养（阳性率一般仅 20%~30%），血中抗链球菌溶血素 O（ASO）滴度增高（阳性率 70%~80%），但皮肤感染引起者 ASO 常不增高。

（4）血中补体测定：总补体及 C3 急期明显下降，6~8 周恢复。

（5）肾功能检查：暂时性血尿素氮（BUN）及肌酐（Cr）升高，肌酐清除率（Ccr）下降。

（二）诊断

（1）急性起病，以血尿、高血压、水肿为主要表现。

（2）发病前常有感染史，链球菌感染引起者常于感染至发病间有一无症状间歇期（1~3 周）。

（3）化验检查：尿液以血尿为主。血中 ASO 常增高，血补体于起病 6~8 周内降低。肾功能检测可有暂时性血 BUN、Cr 升高。

（4）典型病例一般于 2~4 周内利尿消肿、肉眼血尿消失、血压恢复正常。尿化验逐步恢复。一般病程不超过 6 个月。

（三）治疗

1.一般治疗

起病 1~2 周内宜卧床休息，待血压恢复，肉眼血尿消失可逐步恢复活动。3 个月内应避免重体力活动。水肿、血压高及少尿者应少盐或无盐饮食。氮质血症者用低蛋白饮食。为彻底清除链球菌感染灶，可用青霉素 7~10 d，对青霉素过敏者可选用红霉素或其他大环内酯类抗生素。

2.对症治疗

（1）利尿剂：经控制水盐入量，仍有水肿、高血压、少尿者给予利尿剂。口服可用氢氯噻嗪，每日 1~2 mg/kg，分 2~3 次服。明显水肿可用呋塞米，口服或注射每次 1~2 mg/kg，每日 1~2 次。

（2）降压药：凡经休息、限盐、利尿而血压仍高者应予降压药。可选用硝苯地平，每次 0.25~0.5 mg/kg，口服或舌下含服；或利舍平（利血平），首剂 0.07 mg/kg（最大量不超过 2.0 mg）肌内注射或口服，继以每日 0.02~0.03 mg/kg 分 2~3 次口服。

3.严重症状的治疗

高血压脑病：应用速效、高效降压药。可用二氮嗪，每次 3~5 mg/kg，于 0.5~1 min 内静脉注入。也可应用硝普钠 5~10 mg，溶于 10%葡萄糖注射液 100 mL 中静脉滴注，自每分钟 1 μg/kg 开始，视血压而调整速度，但最高每分钟不超过 8 μg/kg。本药应新鲜配制，输液瓶以黑纸或铝箔覆盖以避光。有惊厥者应止惊，止惊同时注意呼吸道通畅、给氧及预防脑水肿。

二、慢性肾小球肾炎

慢性肾小球肾炎（简称慢性肾炎）是指病程超过 1 年，伴不同程度的肾功能不全和（或）持续性高血压的肾小球疾患，可有多种病因及病理类型，故实为一临床综合征。一般呈缓慢进展的病程，部分病例最终进入肾衰竭。

（一）临床表现

1.病程

已超过 1 年，有轻重不一的水肿、高血压，常有夜尿增多。根据肾功能不全程度患儿可有生长发育停滞、疲乏、无力、厌食、恶心、消瘦、贫血及皮肤干燥、瘙痒。最终则呈现尿毒症时各系统器官受累症状。部分患儿症状不明显未引起家长注意，但有感染等诱因时症状可急剧加重。

2.实验室及其他检查

（1）尿液检查：视原患的肾脏病而异。一般而言，除程度不一的蛋白尿、血尿、尿沉渣异常外，尿比重常固定于 1.010 左右。

（2）血常规检查：不同程度的正细胞性贫血。

（3）肾功能检查：因肾小球滤过功能受损，故肌酐清除率下降，当低于正常 50% 以下时，血中尿素氮（BUN）及肌酐（Cr）增高。患儿多同时有一定程度的肾浓缩功能减退。

（4）血生化检查：呈肾功能不全时的电解质及酸碱失衡表现，如血磷增高、血钙下降，后期尿量少时血钾增高，血钠一般偏低，常有酸中毒改变。

（5）影像学检查：B 超检查于早期肾脏大小尚正常，后期肾脏可缩小。X 线骨骼检查可见骨质疏松。

（6）肾脏病理改变：于病程后期常呈非特异的硬化改变，且肾脏多缩小，肾穿刺常较困难且易发生出血等并发症，故一般不行活检。但在肾尚未缩小，又需明确原发病及病变程度，以便给予相应治疗措施者，可谨慎地行肾活检。

（二）诊断

根据 1 年以上肾小球疾病史，有不同程度的肾功能不全和（或）高血压即可作出临床诊断。但应尽可能明确致成慢性改变的原肾小球疾病类型以及促使其慢性化的因素（如持续的高血压），以便给予相应治疗。儿科患者应注意与下列疾患鉴别。

（1）有无遗传性肾炎，先天肾发育不全或畸形。

（2）慢性肾盂肾炎。

（3）慢性肾炎病程中在某些诱因时的急性发作应与急性肾炎区别。

（三）治疗

（1）病情轻者不必过多限制活动，但要避免过度劳累，注意预防和及时治疗各种感染，清除感染灶，并避免应用肾毒性药物。

（2）膳食管理：伴水肿、高血压者适度限盐。蛋白摄入视肾功能不全程度而异。当肌酐清除率≤正常 15%时，每日蛋白应≤0.5 g/kg。给予优质蛋白，供给足够热量。补充多种维生素。

（3）如果原发的肾脏疾病仍呈活动性改变，则给予相应治疗。

（4）控制高血压，对伴有水钠潴留者应给予利尿剂，并注意其不良反应。

（曾　仙）

第二节　肾病综合征与过敏性紫癜肾炎

一、肾病综合征

肾病综合征是由于肾小球滤过膜对血浆蛋白通透性增高，大量血浆蛋白质自尿中丢失，导致一系列病理生理改变的一种临床综合征。表现有大量蛋白尿、低白蛋白血症、高脂血症、水肿。可由多种病因和病理改变引起。

根据是否有明确病因可分为原发和继发两种。原发者又视有否血尿、高血压、氮质血症、血中补体降低而进一步分为肾炎型或单纯型。病理可呈多种改变，小儿时期以微小病变多见。

（一）临床表现

1.水肿

常为主诉，为可凹性水肿。始自颜面，可及全身，甚至体腔积液，即伴胸腔积液、腹腔积液、心包积液。肾炎型者可有血压升高。

2.实验室及其他检查

（1）尿液检查：尿蛋白定性≥+++，定量 24 h≥50 mg/（kg·d）。尿沉渣镜检常见透明或颗粒管型。还可见红细胞、肾上皮细胞。

（2）血液生化检查：人血白蛋白下降（＜30 g/L）。血脂增高，总胆固醇增高显著，此外甘油三酯、极低密度脂蛋白（VLDL）和低密度脂蛋白（LDL）也常增高。血电解质一般正常。血钙有偏低倾向。

（3）肾功能检查：单纯型者多正常。

（二）诊断

1.临床诊断

肾病综合征虽多表现为前述四大临床特点，确诊则以大量蛋白尿[定性≥+++，定量 24 h≥50 mg/（kg·d）为准]和低白蛋白血症（≤30 g/L）为必具条件。在诊断为肾病综合征后应区分是原发还是继发。对原发者需进一步区别是单纯型还是肾炎型。只具以上特点者为单纯型。凡具以下表现之一项或多项者即诊为肾炎型：①尿中红细胞≥10/HPF（两周内 3 次离心尿检查）；②反复出现或持续性高血压，学龄儿童≥17.3/ 12.0 kPa（130/90 mmHg）、学龄前儿童＞16.0/10.7 kPa（120/80 mmHg），并排除因应用糖皮质激素所致者；③氮质血症；血尿素氮＞10.7 mmol/L（30 mg/dL），并排除血容量不足所致者；④血总补体活性或 C3 反复降低者。

根据泼尼松每日 1.5~2.0mg/kg 治疗 8 周时的效应而区分为：①激素敏感型（完全效应），指尿蛋白阴转者；②激素耐药型（无效应），尿蛋白仍在+++或以上；③激素依赖型，用药后虽可缓解，但减量或停药 2 周内复发，恢复用药或再次用药仍有效，并重复 3 次以上者。

2.病理诊断

有典型表现的肾病综合征一般不需肾活检，一经临床诊断即应开始治疗。仅下述情况可考虑肾活检以获病理诊断：①激素耐药；②不典型病例如伴持续肉眼血尿或高血压者；③病程中肾功能急剧恶化，或呈缓渐的肾功能减退者；④疑有间质性肾炎或有新月体形成者。

3.并发症的诊断

本征病程长，病理生理改变显著，又常采用糖皮质激素、免疫抑制剂等治疗，故易发生各种并发症。而并发症一旦发生则病情进一步复杂，影响预后，严重者甚至死亡。常见并发症如下。

（1）感染：常见有呼吸道、尿路及皮肤感染。多种病原体如细菌、病毒、真菌均可致病。还需注意在长期应用糖皮质激素者体内结核病灶的活动或播散。

（2）高凝状态及血栓栓塞并发症：由周缘血管栓塞而引发的症状比较明显；肾静脉血栓形成如急性发生且累及双侧则有腹痛、血尿、腹部偶可触及肿大肾脏，肾功能减退；如缓慢发生仅呈持续不缓解的蛋白尿。

肺部血管受累时，轻者可无症状，重者可出现咯血、呼吸急促，X 线检查有浸润或梗死影，血气分析示低氧血症。

（3）电解质紊乱：常见低钠血症及低钾血症，并引起相应症状。此外多有低钙血症。

（4）低血容量休克：表现为直立性低血压，四肢末梢发凉，皮肤发花，脉细数，心音低钝，血压下降。在出现此类情况时，除考虑血容量减少的各种病因外，还需考虑有无肾上腺皮质功能不足。

（5）急性肾衰竭：原因如下。①持续的低血容量/肾灌注减少，终至肾小管缺血坏死；②肾间质水肿，大量管型阻塞肾小管致肾小囊静水压增高，肾小球有效滤过减少；③伴发双侧肾静脉血栓；④伴发间质性肾炎；⑤病理类型于某些诱因（如感染）影响下的恶化。表现为少尿、氮质血症、水电解质紊乱及酸中毒。

（6）急性间质性肾炎：常由药物所致的过敏性间质性肾炎。表现有发热、皮疹、血中嗜酸性粒细胞及 IgE 升高；尿中出现嗜酸性粒细胞。肾功能减退。

（7）肾小管功能异常：病程久者可见一定程度的肾小管功能紊乱，尤其是近端小管功能改变，表现为糖尿、氨基酸尿、肾小管性蛋白尿，尿中失磷、失钾，肾小管酸中毒等。少数有浓缩功能障碍。

（三）治疗

1.一般治疗

除高度水肿、并发感染或其他严重并发症者一般不需卧床。需卧床时应注意变换体位，肢体活动，以免发生肺部感染或血管栓塞并发症。水肿及高血压时限盐或短期忌盐。尿少者限水入量。膳食中供应同龄儿正常所需的热量及蛋白质。补充足量维生素和钙剂。

2.对症治疗

水肿明显者应予利尿。一般可用氢氧噻嗪，每日 1~2 mg/kg，口服，久用时加服螺内酯。无效者则用强效的襻利尿剂呋塞米，每次 1~2 mg/kg，口服，肌内注射或静脉给药。对顽固水肿，一般利尿剂无效且血容量不高者，可应用低分子右旋糖酐（10~15 mL/kg，一般总量 100~200 mL），内加多巴胺 10 mg 及酚妥拉明 10 mg，控制滴速为多巴胺 2~3 μg/（kg·min）。滴毕静脉给呋塞米 1~1.5 mg/kg。对伴严重低白蛋白血症且常规利尿措施无效者，可输注白蛋白 0.5~1 g/kg，2~3 h 内静脉滴注，继之给一剂呋塞米。

3.糖皮质激素治疗

糖皮质激素为小儿肾病综合征药物治疗的首选药。口服常应用泼尼松或泼尼松龙。剂量 1.5~2.0 mg/（kg·d）（每日总量不超过 60 mg）。分 3 次口服，一般用药 4~8 周（不短于 4 周，或尿蛋白阴转后 2 周）。然后改为 2~3 mg/kg 隔日晨顿服。逐渐减量。总疗程国内分别有短程（共 3 个月）或中长疗程（6~9 个月）者，初治者一般 3~6 个月。对激素依赖者，尤其伴一定肾功能损伤时，还可给甲泼尼龙静脉冲击治疗，即每次 15~30 mg/kg（总量不超过 1 000 mg），加入葡萄糖注射液 100~200 mL 静脉滴入，每日或隔日一次，3 次为一疗程。冲击后 48 h 再继用泼尼松，隔日服。冲击过程中注意并发感染、高血压、消化性溃疡、高凝等并发症或不良反应。

4.其他免疫抑制剂

加用或换用此类药的指征：激素耐药、依赖或频繁复发的肾病或（和）糖皮质激素不良反应严重或有糖皮质激素禁忌证者。

（1）环磷酰胺：口服每日 2~2.5 mg/kg，疗程 8~12 周。其近期不良反应有白细胞减少、脱发、肝功能受损、出血性膀胱炎，远期不良反应主要为性腺损伤，导致不育。近年也有学者主张静脉冲击治疗，但具体方法各家不一，可每次 8~12 mg/kg 静脉滴注，连用 2 日，间隔 2 周，再重复；也可每月一次者，总量一般不超过 150 mg/kg。此药应用时注意当日足够液量摄入，以防止出血性膀胱炎。每 1~2 周查血常规，白细胞 <4×10⁹/L 应暂停用。

（2）苯丁酸氮芥：口服 0.2 mg/kg，分 2~3 次服用，疗程 8 周。总量宜 <10 mg/kg。不良反应与环磷酰胺相似。

（3）环孢素 A：每日 5 mg/kg，分 3 次口服，疗程 3~6 个月。最好根据药物血浓度监测以调整剂量。不良反应有肾前性氮质血症（用药初期）、肾小管间质损伤（长期用药时）、多毛、牙龈增生、低血镁、血碱磷酶增高。

5.辅助治疗

（1）左旋咪唑：2.5 mg/kg 隔日口服 6 个月。尤其适用于经常伴发感染者。

（2）高凝状态时：可用肝素，最好监测凝血酶原时间；也可用蝮蛇抗栓酶或口服抗血小板聚集药如双嘧达莫；也可应用中药丹参等治疗。

（3）降低尿蛋白：近年认为，血管紧张素转换酶抑制剂有改变肾小球局部血流动力学、降低蛋白尿、防止肾小球硬化的作用，对经糖皮质激素诱导尿蛋白不缓解且肾功能正常者可给予此类药物。

（4）中药：多针对糖皮质激素的不良反应，可给予滋阴降火药。在糖皮质激素减量过程中可给予益气补肾药。

（5）有感染或各种并发症时，应及时治疗。

二、过敏性紫癜肾炎

过敏性紫癜肾炎是继发于过敏性紫癜的肾小球疾病。肾炎多数发生于过敏性紫癜病程 6 个月以内。临床表现除有或有过典型皮内出血性皮疹外，还有血尿、蛋白尿、水肿、高血压和肾功能损害等肾炎症状。

（一）临床表现

1.过敏性紫癜症状

有阵发性腹痛，呕吐，便血，由于肠管有水肿、出血、增厚，有时下腹部可触及肿块，但绝大多数患儿有出血性皮疹、关节肿痛，部分病例有肾脏病变。该病由于肠蠕动功能紊乱和肠壁血肿，也可并发肠套叠。

2.肾脏症状

轻重不一的肾炎症状，如水肿、血尿、蛋白尿、高血压和不同程度的肾功能不全等，按临床表现可分为以下 6 型：①孤立性血尿或孤立性蛋白尿；②血尿和蛋白尿；③急性肾炎型；④肾病综合征型；⑤急进性肾炎型；⑥慢性肾炎型。

（二）诊断

1.症状

有或 6 个月内曾有过敏性紫癜症状和体征，同时伴有上述肾炎临床表现。

2.尿液检查

轻重不一的血尿、蛋白尿、管型尿等。

3.血液生化检查

表现为肾病综合征者可有低蛋白血症和高脂血症等。

4.肾功能检查

肾功能可以正常，轻度损害直至肾衰竭，按临床类型而异。

5.肾穿刺活检

按病理表现可分为 6 级。

I级：肾小球轻微异常。

II级：单纯系膜增生。分为局灶/节段性和弥漫性。

III级：系膜增生，伴有＜50%肾小球新月体形成/节段性病变（硬化、粘连、血栓、坏死），其系膜增生可为局灶/节段性和弥漫性。

IV级：病变同III级，50%~75%的肾小球伴有上述病变。分为局灶/节段性和弥漫性。

V级：病变同III级，＞75%的肾小球伴有上述病变。分为局灶/节段性和弥漫性。

VI级：膜增生性肾小球肾炎。

（三）治疗

本病病情轻重不一，一般治疗同过敏性紫癜，临床可按分型区别治疗，若有条件也应结合病理分级予以治疗。

1.孤立性血尿或病理Ⅰ级

给予双嘧达莫和（或）清热活血中药。

2.血尿和蛋白尿或病理IIa级

雷公藤总苷 1 mg/（kg·d）（每日最大量不超过 45 mg），疗程一般不超过 3 个月。

3.急性肾炎型（尿蛋白＞1.0 g/d）或病理IIb、IIIa级

雷公藤总苷，疗程 3 个月。

4.肾病综合征型或病理IIIb、IV级

泼尼松+雷公藤总苷，或泼尼松+环磷酰胺冲击治疗。泼尼松不宜大量、长期应用，一般于 4 周后改为隔日顿服。

5.急进性肾炎型或病理IV、V级

甲泼尼龙冲击+环磷酰胺+肝素+双嘧达莫四联疗法（方法同原发性肾小球疾病），必要时透析或血浆置换。

（曾　仙）

第三节　肾衰竭

一、急性肾衰竭

急性肾衰竭是指肾脏在各种致病因子作用下短期内肾功能急剧降低，甚至完全丧失，临床表现为水电解质紊乱、酸中毒和氮质血症等。尿量显著减少或无尿是急性肾衰竭突出的临床表现，但部分患儿尿量可以不少，被称为非少尿性急性肾衰竭。

急性肾衰竭就其病因和病理生理可分为肾前性、肾实质性和肾后性 3 型。

（一）临床表现

急性肾衰竭临床经过可分为 3 期，临床表现如下。

1.少尿期

少尿或无尿，伴氮质血症，水过多（体重增加，水肿、高血压、肺水肿，脑水肿），电解质紊乱（如高钾血症，低钠血症，高磷血症，低钙血症，少数呈现低钾血症），代谢性酸中毒，并可出现循环系统、神经系统、呼吸系统和血液系统等多系统受累的表现。

2.利尿期

尿量逐渐或阶段性或急剧增多（每日超过 250 mL/m^2），水肿有所减轻，但氮质血症未消失，甚至可能继续轻度升高，可伴有水电解质紊乱等表现。

3.恢复期

氮质血症基本恢复，贫血改善，而肾小管的浓缩功能恢复缓慢，需数月。

（二）诊断

（1）尿量显著减少：出现少尿（每日尿量＜250 mL/m^2）或无尿（每日尿量＜50 mL/m^2）。若无尿量减少者，则诊断为非少尿性急性肾衰竭。

（2）氮质血症：血清肌酐（Scr）＞176 μmol/L，血尿素氮（BUN）＞15 mmol/L，或每日 Scr 增加＞44 μmol/L 或 BUN＞3.57 mmol/L，有条件时测肾小球滤过率（如内生性肌酐清除率 Ccr）常＜30 mL/（1.73 m^2·min）。

（3）常有酸中毒、水电解质紊乱等表现。

（三）治疗

1.肾前性肾衰竭

补充液体，纠正血容量，改善肾血流。

2.肾实质性肾衰竭

（1）少尿期。

1）利尿药和扩血管药：早期可试用呋塞米、酚妥拉明和小剂量多巴胺静脉滴注促进利尿。

2）限制入液量：非透析患儿按下式控制液量：

$$每日入液量＝不显性失水－内生水＋显性失水＋尿量$$

临床上通常以每日入液量＝400 mL/m²＋显性失水＋尿量计算。显性失水包括呕吐、外科引流、大量出汗等。

3）水过多：限制入液量，试用利尿剂和透析。

4）电解质紊乱：给予不同的处理。①高钾血症：限制含钾食物、药物摄入，降低血钾可用葡萄糖胰岛素静脉滴注，紧急处理可用碳酸氢钠静脉滴注或葡萄糖酸钙静脉缓慢注射。若经处理高钾血症持续或反复应予透析治疗；②低钠血症：限制入液量，持续或严重低钠血症应予透析；③高磷血症和低钙血症：用口服磷结合剂如氢氧化铝或碳酸钙降低血磷，低钙血症若无临床症状可不必静脉注射钙剂。

5）酸中毒：中、重度酸中毒可予静脉补碱剂。

6）氮质血症：可予包醛氧淀粉、必需氨基酸和α酮酸或羟酸。严重或持续氮质血症应予透析。

7）营养与饮食：予低蛋白、低盐、低钾和低磷饮食，蛋白选用高生理效价的优质蛋白。短期内供热量可按基础代谢给予。

8）其他：高血压、抽搐、出血和贫血等应予对症处理，输血要谨慎，一般血红蛋白低于60 g/L才予少量和反复输洗涤压积红细胞或新鲜血液。适当隔离患儿，预防感染。

9）药物应用：避免应用肾毒性药，对需经肾排出的药物要参照肾小球滤过率予减量。

10）透析指征：①严重水潴留；②持续或难以纠正的高钾血症和（或）低钠血症；③持续难以纠正的酸中毒；④严重的氮质血症；⑤药物或毒物中毒而该物质又能被透析清除。

（2）多尿期：早期治疗原则同少尿期，注意水电解质平衡，预防感染和逐渐增加营养。

（3）恢复期：预防感染，增加营养，逐渐增加日常活动。

3.肾后性肾衰竭

内科治疗同肾实质性肾衰竭，积极寻找泌尿系阻塞原因并尽可能予以排除。

二、慢性肾衰竭

慢性肾衰竭是由多种肾脏病、持续逐步进展致使肾功能逐步减退、体内氮质潴留、水电解质及酸碱失衡而引起的一系列病理生理改变及相应症状的一种综合征。原发病因与年龄有关：婴幼儿中多由泌尿系先天畸形、尿路梗阻所致；年长儿与成人相似，主要由慢性肾炎、肾盂肾炎所致。

（一）临床表现

1.一般起病缓慢

早期常有多尿、夜尿史。全身一般症状有乏力、纳差、苍白、皮肤干痒等。消化系统症状（易引起家长重视）有恶心、呕吐、呃逆、腹痛、腹泻。心血管系统方面，患儿多有高血压，尿毒症期可伴发心包炎、心功能不全。造血系统方面有贫血、出血倾向。水电解质紊乱方面常有水肿、低钠血症、低钙血症、高磷血症，至终末期血钾也可升高。由于代谢性酸中毒可致呼吸深长。神经系统方面表现为不安、集中力减弱、神经肌肉应激性增加、痉挛、抽搐、昏迷。周围神经病变有感觉异常、烧灼感、疼痛、麻木等。小儿常有生长停滞，青春期发育延缓。

2.实验室及其他检查

（1）尿液检查：渗透压和尿比重降低且固定于1%左右。此外，依原发病的不同患儿尿中可有蛋白、红细胞、白细胞及管型。

（2）血液检查：出现正色素正细胞性贫血，出凝血时间可能延长。

（3）血生化检查：血尿素氮、肌酐增高，碳酸氢盐降低，血钠、血钙下降，血磷增高，后期血钾多增高。

（4）肾功能检查：尿浓缩功能下降，内生肌酐清除率明显下降。

（5）X线检查：X线胸片心影扩大，可有心包炎。骨骼方面有脱钙、佝偻病样改变，骨龄可落后。

（二）诊断

（1）长期慢性肾脏病史，临床表现有生长发育停滞、乏力、纳差、恶心、呕吐、多尿、夜尿、高血压、贫血、出血倾向。化验尿比重低，固定于1%左右，尿常规可有轻度异常。

（2）肾功能检查肾小球滤过率降至50%以下则体内代谢物即开始蓄积，降至30%以下即出现上述尿毒症症状，血生化检查示代谢性酸中毒。

根据上述可作出临床诊断。需注意有无可纠治的原发病因（如尿路梗阻）或诱发急性肾功能减退的因素（如感染、脱水、尿路梗阻、肾毒性药物的应用等）。

（三）治疗

1.尽可能明确原发病因及有无可逆性的诱发因素并将其去除

纠正水、电解质及酸碱失衡，尽量保持内环境的稳定；防治并发症；保护肾功能，尽量延缓其继续恶化；对已发展至尿毒症终末状态者，则只能靠透析治疗维持生命，并争取行肾移植术。

2.治疗原发病及伴发病

去除使肾功能进一步恶化的各种诱因，如原有梗阻性肾病应去除或缓解尿路的梗阻，有狼疮肾炎者应给以相应病因治疗，对伴发的感染、脱水、高血压等病应给予相应治疗。

3.饮食及营养治疗

应综合考虑两个方面，即患儿的营养需要与不加重肾脏的负担。一般而言，肾功能如仍保持50%以上，则不必限制饮食，否则对饮食应予调整。

供足够热量，年长儿应至少满足基础代谢所需，即每日146 kJ/kg，年长儿应达到251.0~292.8 kJ/kg，以减少体内蛋白质的分解。

蛋白质，小儿时期尤其是婴幼儿尚需考虑其生长发育的需要，一般而言中等程度肾功不全时，每日1.0~1.2 g/kg，重症则为0.6~0.9 g/kg为宜，并选用高生理效价的优质蛋白，如乳、蛋、鱼、瘦肉等。

食物中尽量减少胆固醇摄入，而给予多聚不饱和脂肪酸的脂类。食物中应含有或补充足够的B族维生素、维生素C、维生素D和叶酸。

近年还常给予必需氨基酸的治疗，如配合低蛋白饮食，则机体可利用体内非蛋白氮合成蛋白质，降低氮质血症，维持正氮平衡。

4.贫血的治疗

供给充足的造血物质如优质蛋白、铁剂、叶酸等。当贫血严重、血红蛋白<60 g/L、血细胞比容<20%、有脑缺氧症状、出血等情况时，需输以新鲜血液。肌内注射苯丙酸诺龙也可改善贫血。还可应用重组人类红细胞生成素（简称促红素）。

5.其他

如控制高血压，因此时多属容量依赖型，故需针对水钠潴留情况而应用利尿剂，此外还可应用其他降压药，如钙通道阻滞剂。对部分轻或中度肾功能不全者可口服吸附剂如氧化淀粉，以作为综合治疗措施之一。

6.透析治疗

慢性肾衰竭发展至晚期应行透析以维持生命，并争取行肾移植，以期根本解决问题。适应证及指征：①慢性肾衰竭有少尿，尿毒症症状明显，严重高血压，心力衰竭，尿毒症心包炎及严重水、电解质、酸碱失衡者。②肾功能不全代偿期，但因某些诱因（如感染、脱水）而肾功能急剧恶化者。③等待肾移植手术者。

目前儿科多采用腹膜透析。有条件者可行血液透析，无条件者可试用结肠透析。

（曾　仙）

第六章 儿科心血管系统疾病

第一节 心力衰竭

心力衰竭是心脏不能满足机体循环和代谢需要的一种临床状态。充血性心力衰竭这个词并不是一直都准确，因为一些明显心功能不全的患者有运动不耐受和疲劳的症状，但并没有充血的证据。几乎所有由先天性心脏病发展到心力衰竭的婴儿都在出生后 6 个月内。婴儿心力衰竭的原因包括室间隔缺损、动脉导管未闭、主动脉缩窄、房室间隔缺损、大的动静脉畸形和慢性房性快速性心律失常。根据病因学，与心肌病有关的代谢性疾病，线粒体病和神经肌肉病可以发生在任何年龄。后天性因素，如心肌炎造成的心力衰竭也可以发生在任何年龄。心力衰竭的患儿可能会出现易怒、喂养时出汗、易疲劳、运动不耐受或者肺充血的证据。

一、治疗原则

治疗应该集中在潜在的病因和症状上。不论何种病因，当心室收缩功能失调时，较早出现神经激素的激活。血浆儿茶酚胺水平升高引起心动过速、多汗和肾素—血管紧张素系统的激活，使外周血管收缩、水钠潴留。尚无儿童心力衰竭的诊断或治疗方法的金标准。基于心脏功能的 3 个决定因素：①前负荷；②后负荷；③收缩力，治疗必须个体化，目标是提高心功能。

二、住院治疗

心脏功能失调的患者需要住院接受抗心力衰竭的初始或加强治疗。所用的药物可根据心力衰竭的病因来选择。

1.降低后负荷

（1）米力农：是一种选择性磷酸二酯酶抑制药，通过增加环磷酸腺苷来改善心肌的收缩力状态。米力农在增加心脏收缩能力方面是剂量依赖性的，另外它还能扩张体循环和肺循环血管，因此在左、右心室收缩功能障碍时都有效。米力农减少心脏直视手术后低心排综合征的发生率。

（2）硝酸甘油：主要作为一种静脉容量血管扩张药，降低左、右心房的压力，会出现体循环血压下降及反射性心动过速。硝酸甘油常用于改善冠状动脉血流量，适用于先天性心脏病手术后冠状动脉的低灌注而出现心排血量减少的患儿。

2.增强心肌收缩力

（1）多巴胺：是一种天然的儿茶酚胺，主要通过激活心脏β-肾上腺素能受体来增加心肌的收缩力。多巴胺也可直接作用于肾脏的多巴胺受体，从而改善肾灌注。

（2）多巴酚丁胺：是一种自然产生的儿茶酚胺，通过激活心脏β-肾上腺素能受体来增加心肌收缩力，并产生很小的外周血管收缩作用。多巴酚丁胺有一个明显的优势就是通常不会造成显著的心动过速。该药跟多巴胺一样，不能选择性地改善肾灌注。常用剂量范围与多巴胺相同。

3.机械循环支持

继发于心肌病、心肌炎或心脏手术后的严重的、难治的心力衰竭儿童需要机械性支持。机械支持通常用于心脏功能改善之前的有限时间内，或作为心脏移植的桥梁。

（1）体外膜氧合（ECMO）：对于患有难治性心脏或肺功能衰竭的患者来说，ECMO是一个提供氧合、排除二氧化碳、给予血流动力学支持的临时手段。血液通过静脉系统（如右心房）中的定位导管离开患者，然后经过膜氧合器，最后通过动脉系统（如主动脉或颈动脉）的导管送回患者体内。调整流速来维持足够的全身灌注，以平均动脉压、酸碱状态、终末器官的功能和混合静脉血氧饱和度来判断灌注的情况。密切监测患者心肌收缩力的改善。风险是显著的，包括严重的内部和外部出血、感染、血栓形成和泵衰竭。

（2）心室辅助装置：由于患者的体型、设备的可用度以及科室的技术，心室辅助装置在儿童中的应用是有限的。这些装置与ECMO比较起来，是较少的侵入性血流动力学支持装置。使用电池供电的泵，使血液从左心室流入心尖部的套管，再通过一个定位在主动脉或肺动脉的单独导管返回到患者。应用心室辅助装置，出现出血和泵衰竭的风险比ECMO低，但依然存在感染和形成血栓的风险。

三、药物治疗

1.降低后负荷的药物

口服的降低后负荷的药物通过降低全身血管阻力来提高心排血量。在需要长期治疗的心力衰竭儿童，血管紧张素转化酶抑制药是一线药物。这些药物可以阻滞血管紧张素Ⅱ介导的全身血管收缩，尤其适用于心脏结构正常但左心室心肌功能下降的儿童。此类药物还有助于改善二尖瓣和主动脉瓣关闭不全，同时也有助于控制由于大的左向右分流（这种分流中，体循环阻力通常是升高的）导致的难治性心力衰竭。

2.利尿药

为了维持低血容量状态及控制肺淤血和肝淤血的相关症状，在心力衰竭时利尿药治疗可能是必需的。

（1）呋塞米：是速效袢利尿药，静脉注射或口服。它能从体内移除大量的钾和氯化物，长期使用会产生低氯性碱中毒，因此长期使用时应监测电解质。

（2）噻嗪类利尿药：是作用于远端肾小管的利尿药，在严重心力衰竭病例作为呋塞米的补充。

（3）螺内酯：是保钾利尿药，属于醛固酮抑制药。它经常与呋塞米或噻嗪类利尿药联合应用来增强利尿的功能。因为它有保钾的作用，因此可能不需要额外补充钾离子。除了利尿作用，螺内酯也可被用作神经激素拮抗药，在心力衰竭治疗中有潜在的好处。

3.洋地黄

洋地黄是强心药，它可以增强心肌的收缩力，同时也可以降低体循环阻力。临床上经常使用的洋地黄制剂是地高辛。对成年人心力衰竭患者的研究表明，地高辛的使用不能降低心力衰竭的病死率，但是可以降低心力衰竭的住院率。儿童还没有这方面的对照研究。

（陈沁竹）

第二节　发绀型先天性心脏病

一、肺动脉瓣闭锁合并室间隔缺损

诊断要点和典型特征：症状取决于肺血流的多少。肺血流通过未闭的动脉导管和（或）主动脉肺动脉侧支。

肺动脉瓣完全闭锁合并室间隔缺损本质上是法洛四联症（ToF）的极端形式。因为没有从右心室至肺动脉的前向血流，肺血流必须来源于动脉导管或多条主肺动脉侧枝（MAPCAs）。临床症状取决于肺血流量。如果肺血流充足，患者病情可能稳定。如果肺血流不足，会发生严重的低氧血症，需要及时的缓解治疗。新生儿在准备手术前，静脉注射前列腺素 E_1（PGE_1）以维持动脉导管开放。比较罕见的情况下，如果动脉导管对肺血流贡献较少（如主肺动脉侧枝血流足够），可停止使用 PGE_1。一旦稳定下来可施行姑息性肺动脉分流术或完全矫正术。在大多数治疗中心，在新生儿期行姑息性分流术以增加肺血流，以待数月后行开胸矫正手术。

超声心动图常可用来诊断。心导管术和心血管造影通常用来明确肺动脉血流的来源。心脏磁共振成像也是一种有助于诊断的影像学方法。自身肺动脉狭小和血流不足时，可通过重建患者自身血管或利用人工材料创建分流来行肺动脉分流术。当肺动脉足够大时，可行从主动脉至肺动脉干的主肺动脉侧枝的移植以完成修复。

由于肺血管先天异常和肺血流量异常，肺血管疾病在合并室间隔缺损的肺动脉瓣闭锁中很常见。即使患者在婴儿期进行了外科矫正术也存在此风险。肺血管疾病是 30 岁之前死亡的常见原因。

二、肺动脉瓣闭锁伴完整的室间隔

诊断要点和典型特征：完全不同于肺动脉瓣闭锁合并室间隔缺损。出生时有发绀。主动脉、肺动脉侧枝较少时肺血流量依赖于动脉导管。有时存在右心室依赖的冠状动脉。

虽然肺动脉瓣闭锁伴完整室间隔（PA/IVS）听起来似乎和肺动脉闭锁合并室间隔缺损相关，但实际上两者是有显著不同的。顾名思义，肺动脉瓣是闭锁的。肺动脉环通常有一个由融合瓣膜尖端组成的小隔膜。室间隔是完整的。肺动脉主干通常存在并紧邻闭锁的瓣膜，但有些发育不全。右心室常出现不同程度的缩小。右心室的大小对于外科手术的成功至关重要。在一些肺动脉瓣闭锁伴室间隔完整的儿童中，足够大的右心室最终需要行双心室修复。正常的右心室的组成部分（流入道、小梁部或体部和流出道），任何一部分的缺陷将导致右心室功能不全，必须行单心室姑息矫治。即使 3 个组成部分都存在但是部分患儿的右心室体积仍不足。

出生后，肺血流由动脉导管提供。与肺动脉瓣闭锁合并室间隔缺损不同，肺动脉闭锁伴完整室间隔时主肺动脉侧枝血流常不存在。为了维持导管开放，必须在出生后马上持续输入 PGE_1。

（一）临床表现

1.症状和体征

新生儿常出现发绀，在动脉导管关闭后更加严重。在肺动脉瓣听诊区听到因动脉导管未闭而产生的收缩期吹风样杂音。如果右心室大小足够，以及心室出口仅为三尖瓣，许多儿童会出现三尖瓣关闭不全，此时在胸骨左缘下部可闻及全收缩期杂音。

2.影像学检查

根据三尖瓣关闭不全的程度，心脏大小从较小到明显增大。在严重三尖瓣关闭不全时，右心房显著增大，胸片中心脏轮廓可填满胸廓。

3.心电图检查

心电图显示额面电轴左偏（45°~90°）。左心室电活动为主，并有右心室电活动的缺乏，特别是在右心室发育不全时。常出现显著的右心房肥大。

4.超声心动图检查

超声心动图显示肺动脉瓣闭锁合并不同大小的右心室腔和三尖瓣环发育不全，并能提示顺畅的心房内交通。卵圆孔未闭或房间隔缺损有助于右心减压。

5.心导管术和心血管造影术

右心室的压力常超过体循环。右心室血管造影提示肺动脉无充盈，也可提示右心室腔的大小，右心室3个组成部分是否发育不良，以及是否存在三尖瓣关闭不全。一些肺动脉瓣闭锁伴完整室间隔的患儿在右心室和冠状动脉间存在窦道。这些窦道提示冠状动脉循环可能取决于高右心室压力。在右心室依赖的冠状动脉循环患者中试图减轻右心室压力可由于突然的冠状动脉灌流减少而引起心肌损伤和梗死。

（二）治疗和预后

在所有导管依赖型病变中，进行手术之前，通常用 PGE_1 来稳定患者和维持动脉导管开放。手术通常在出生后第1周内进行。因为血流从右心房流入左心房的唯一通道是房间隔缺损，必须有通过房间隔缺损的非限制性血流。

可能需要 Rashkind 球囊房间隔造口术来使房间隔保持开放。如果右心室3个部分均存在，以及最终计划行双心室修复，可在对患儿行心导管术时对肺动脉瓣打孔并扩张，造成右心室至肺动脉的前向血流从而促进右心室腔的发育。如果右心室体积不够，存在明显的窦道，存在右心室依赖性冠状动脉循环或肺动脉瓣在行心导管术时不能顺利张开，可行 Blalock-Taussig 分流术以建立肺血流。随后在婴儿期，可创建右心室和肺动脉的通道以刺激右心室腔发育。如果右心室大小或功能不足以行双心室修复，一种类似于单心室矫治的方法对患儿最有益。存在明显的窦道或冠状动脉异常的患者，如果他们有冠状动脉灌注不足和猝死的风险，可考虑行心脏移植。

这种情况的预后应慎重。是否行双心室修复、Fontan 手术或心脏移植取决于患者的局部解剖。

（陈沁竹）

第三节　后天性心脏病

一、风湿性心脏病

在易感人群中，上呼吸道的 A 组β-溶血性链球菌感染是发病的主要诱因。只有特定血清型的 A 组链球菌属会引起风湿热。研究发现，体内存在相关免疫应答基因的易感宿主比率接近 15%。在咽喉部定植的 A 组链球菌启动免疫应答，包括以下步骤：①链球菌抗原致敏 B 淋巴细胞；②抗链球菌抗体的产生；③免疫复合物形成，并与心肌、肌纤维膜抗原引起交叉反应；④心肌和瓣膜的炎症反应。

风湿热在美国发病高峰为 5~15 岁，女孩和非裔美国人更常见。在 20 世纪 80 年代，患风湿性心脏病（简称风心病）的学龄儿童（白种人和非白种人）年病死率＜1/100 000。

（一）临床表现

1.心脏表现

心脏炎是风湿热最严重的表现，轻重不一，从轻度炎症到威胁生命的心力衰竭。心脏炎可为全心的炎症反应，也可只局限于心脏瓣膜、心肌、心包。瓣膜炎很常见，最易侵犯二尖瓣。二尖瓣关闭不全是急性风湿性心脏炎极常见的瓣膜后遗症。首次风湿热发作后 5~10 年才出现二尖瓣狭窄。因此，二尖瓣狭窄在成年人更常见。

因为风心病存在单个瓣膜关闭不全，所以可闻及因主动脉瓣关闭不全所致的早期递减性舒张期杂音。在单瓣膜和多瓣膜疾病中主动脉瓣也经常受累。

2.多关节炎

大关节（膝关节、髋关节、腕关节、肘关节和肩关节）最易受累，并且是典型的游走性关节炎。常见关节肿胀和间歇性关节活动受限，这是常见的主要诊断标准之一，约 80% 的患者可有此表现。单纯的关节痛不是主要诊断标准。

3.舞蹈症

舞蹈症是随意的、无目的的运动，随情绪变化。这些症状逐步恶化，并且可能导致共济失调和言语不清。随意运动出现后，肌无力逐渐明显。舞蹈症症状虽可持续 3 个月，但常为自限性。在急性风湿热发作后数月至数年，可能不出现舞蹈症症状。

4.环形红斑

躯干和四肢近端出现边界清楚、匐行性的斑疹，常可波及面颊部。

5.皮下结节

只出现在重症患者，常见于关节部、头皮、脊柱。直径在数毫米至 2 cm 不等，有压痛，与皮肤无粘连。

（二）急性发作期的治疗

（1）抗链球菌感染：抗链球菌感染是首要的。选用长效苄星青霉素 600 万~1 200 万 U。也可口服青霉素 V 250~500 mg，每日 2~3 次，连续使用 10 d；或选用阿莫西林 50 mg/kg（总量不超过 1 g），每日 1 次，连续使用 10 d。窄谱头孢菌素、克林霉素、阿奇霉素或克拉霉素用于青霉素过敏患者。

（2）抗炎：阿司匹林每日 30~60 mg/kg，分 4 次服用。这个剂量通常可以在很大程度上减轻关节炎和发热的症状。剂量增大则能产生极大的不良反应，而且也没有临床证据表明高剂量阿司匹林，如血液中水杨酸盐的浓度维持在 20~30 mg/dL 存在短期或长期良好疗效。疗程存在个体差异，一般为 2~6 周，并在这个过程中逐步减量。这样的方案疗效可靠。

（3）心力衰竭的治疗：取决于瓣膜受累和心功能不全的症状以及严重程度。

（4）卧床休息和适当锻炼：并不是所有患者都需要卧床休息。可以根据症状决定活动量和程度，应该允许患儿自己决定活动量。但当有明显的风湿活动迹象时，患儿不应去学校上学。大部分的急性风湿热发作患儿不需要住院治疗。

二、感染性心内膜炎（IE）

诊断要点和典型特征：①血培养阳性；②超声心动图可见心内的浮动赘生物、脓肿或新的瓣膜反流；③发热；④红细胞沉降率和 C 反应蛋白升高。

细菌或真菌性心内膜感染罕见，主要是发生于已经存在心脏或大血管病变的情况下。心脏正常的患者发生败血症时或者留置的中心静脉置管发生感染时可以导致心内膜感染的发生。

感染性心内膜炎的发生率增高可能有以下几个原因：①先天性心脏病的患儿存活率升高；②中心静脉置管的广泛使用；③假体材料使用和瓣膜置换。有先天性心脏病的儿童也是高危人群，因为：免疫缺陷患儿的存活率升高；在新生儿和慢性病患儿中长时间使用留置静脉内导管；静脉内给药的泛滥。

（一）临床表现

几乎所有的患者都存在心脏疾病病史。可能有先行感染或者手术（心脏手术、拔牙或扁桃体切除术）。短暂性的菌血症常在日常的活动中频繁发生，如洗牙、刷牙、使用牙签，甚至是咀嚼食物时。虽然牙科手术和其他有菌手术可引起一过性的菌血症，但并不常发生。这就是很难发现 IE 患者有明确诱发因素的原因，也是近年来在抗生素预防 IE 的指南上发生改变的基础。

（二）治疗

通常情况下，一旦怀疑 IE，应先使用合适的抗生素治疗。一旦病原体和药敏结果明确，治疗方案可以立即确定。使用 6 周的万古霉素，联合或不联合庆大霉素，是最常用的方案。如果出现心力衰竭并在足量的抗生素使用下病情仍有进展，就必须手术切除感染灶和行人工瓣膜置换术。

（三）病程和预后

导致不良预后的原因有：延迟诊断、假体材料使用及金黄色葡萄球菌感染。儿童的细菌性心内膜炎的病死率为 10%~25%，而真菌性感染的病死率＞50%。

（陈沁竹）

第四节　预防性心脏病学

一、高血压

从 3 岁起每次来儿科看病的患者都需要进行血压测量。因为血压被越来越仔细地监测，全身性高血压越来越作为一种儿科问题而被更广泛地关注。儿童的血压标准已经发布。给儿童测量血压时，应该在小儿放松的状态下，使用一个合适大小的袖套来进行。应该使用最宽的袖套，从腋窝覆盖到肘窝（覆盖 65%~75% 的上臂）。大多数的 10~11 岁儿童需要使用成年人袖套（16 cm 宽）或腿套（18 cm 宽）。科罗特科夫音的开始（K1）和减小（K5）时所显示的血压值分别代表收缩压和舒张压。在不同的性别和 3 个不同的种族中，第 95 百分位上的血压值是相近的。如果正确测量得到的血压值超过 95 百分位上的血压值，那需要每间隔 2~4 周重复测量数次。如果血压持续是高的，那就必须找出原因。虽然大部分儿童高血压是特发的，但可治疗性病因的可能性高于成年人，如主动脉缩窄、肾动脉狭窄、慢性肾病、嗜铬细胞瘤和药物的不良反应（如类固醇）。如果找不到病因，高血压就被认为是特发性的，就需要开始抗高血压治疗，并对患儿的营养和运动提出建议。β受体阻滞药或血管紧张素转换酶抑制药（ACEI）是最常用的治疗儿童特发性高血压的一线药物。

二、高血脂

自 20 世纪 70 年代中期以来，人们显著地加深了对冠状动脉危险因素的认识，尤其是动脉粥样硬化。虽然在美国冠状动脉疾病仍然是首要的致死因素，但是通过合理膳食，减少吸烟，认识并积极治疗高血压和增强体育锻炼等措施，与年龄相应的缺血性心脏疾病的死亡率正逐年降低。儿童时期的血脂水平通常会一直持续到青春期。在儿童时期就出现的血脂代谢异常提示成年后患冠状动脉疾病的高风险。低密度脂蛋白（LDL）可致动脉粥样硬化，而高密度脂蛋白（HDL）被认为是抗动脉粥样硬化因子。

对 3 岁儿童进行常规血脂筛查仍具争议。国家胆固醇教育计划推荐对存在高风险家族史的儿童进行选择性筛查。就是父母中有一人的总胆固醇高于 240 mg/dL 或父母、祖父母中有一人有过早发的心血管疾病的儿童属于选择性筛查的对象。当连续两次测量结果反映儿童的 LDL 高于 130 mg/dL 时，就应该对其进行饮食习惯的建议。通过饮食调节可以使胆固醇水平降低 5%~20%。如果患儿对饮食改变不敏感，指标在临界值（如 LDL＞160 mg/dL，HDL＜35 mg/dL，一级亲属中有在 40 岁之前即患有心血管疾病的家族史），就推荐进行药物治疗。考来烯胺（消胆胺）是一种胆汁酸结合树脂，因为黏附性差现在已经很少在临床使用。羟甲基戊二酰辅酶 A（HMG-CoA）还原酶抑制药（他汀类）可用作儿科用药。烟酸对高三酰甘油血症有效。

三、胸痛

胸痛是儿科常见的主诉，每 1 000 个到城市急诊科和急救中心的就诊患儿中就有 6 人以胸痛为主诉。虽然儿童胸痛多进行心脏检查，但儿童的胸痛很少以心脏为病灶。反应性呼吸道疾病、骨骼肌肉疼痛、食管炎、胃炎和功能性疼痛是儿童胸痛常见的病因。

儿科医师根据详细的病史和体格检查可作出病因诊断。基本不需要进行实验室检查或心脏科医生的评估。胸痛持续时间、位置、强度、频率以及放射部位都要问及，要探究胸痛前的一切可能的触发事件，如劳力后胸痛可能与心脏异常有关。与进食相关的胸痛提示胃肠道疾病。胸痛缓解因素也要问及。通过对社会史的了解，可以得到心理压力和吸烟等相关的结果。体格检查时，需要留意重要体征、患儿的一般状况、胸壁肌肉以及心、肺、腹部和外周循环情况。如果直接按压胸壁疼痛能够再现，要考虑可能是骨骼肌肉方面的疾病。

（一）病因

虽然心脏疾病引起的小儿胸痛罕见，但如果诊断错误，会导致致命的后果。健康儿童很少发生心肌梗死，但是糖尿病、慢性贫血、异常冠状动脉解剖或肥厚型心肌病患儿的心肌缺血风险性增大。累及冠状动脉的川崎病病史是发生继发于冠状动脉瘤血栓形成的心肌梗死的危险因素。超过50%的表现有川崎病后遗症的儿童和青少年会因胸痛而到急诊科就诊。

年幼的儿童可能会把心悸说成胸痛。室上性心动过速（SVT）、房扑、心室期前收缩（PVCs）或者室性心动过速都可能被患儿说成胸痛。导致胸痛的结构性损伤包括主动脉瓣狭窄、肺动脉瓣狭窄和二尖瓣脱垂等。如果是心脏结构性损伤，胸痛多伴有重要的阳性体征。约30%的二尖瓣脱垂患儿会因乳头肌缺血而发生胸痛。其他引起胸痛的心脏损伤有扩张性心肌病、心肌炎、心包炎、风湿性心脏炎和主动脉离断。

非心源性胸痛可能是呼吸系统疾病，如反应性呼吸道疾病、肺炎、气胸或肺动脉栓塞。胃肠道引起的胸痛包括胃食管反流、食管炎和异物摄入。最常见的胸痛病因（在30%的儿童中）是胸壁骨骼肌肉的炎症性疾病。肋软骨炎是由于肋软骨交界处的炎症改变，多为单侧，体格检查时可引起疼痛。

（二）心脏移植

对终末期心脏病的患儿来说，心脏移植是一种有效的治疗方法。移植指征：①大剂量药物治疗无效的进行性心力衰竭；②无法手术修补或缓解的或者手术治疗与移植的风险相当大的复杂先天性心脏病；③药物导管消融或植入性自动除颤仪治疗无效的恶性心律失常。

对受者和供者进行仔细的评估是必要的。受者肺血管阻力的评估至关重要，因为严重的不可逆转的肺动脉高压是移植术后右心衰竭和早期死亡的危险因素。受者的终末器官也可能影响移植后结果，所以需要密切注意。对预后有重要影响的供者相关性因素包括供体心功能、正性肌力作用的需要量、活动性感染（HIV、乙肝病毒和丙肝病毒感染是移植禁忌证）、供体大小以及移植前缺血时间。

（三）免疫抑制

理想的移植后免疫抑制是让受者免疫系统能在保持对外界抗原做出有效反应的同时避免对移植物产生排斥。虽然有很多方案，但钙调磷酸酶抑制药（如环孢素、他克莫司）是儿童心脏移植后维持免疫抑制的主要药物。钙调磷酸酶抑制药可单独使用。双药方案加入了抗代谢或抗增殖药物，如硫唑嘌呤、麦考酚酸吗乙酯或西罗莫司。由于皮质类固醇药物在儿童会产生严重的不良反应，一些心脏中心不建议长时间使用类固醇。生长迟缓、易感染、伤口愈合不良、高血压、糖尿病、骨质疏松症及类库欣综合征外观是长期使用类固醇的结果。

（四）移植物排斥

尽管在免疫抑制方面不断进展，移植物排斥仍然是移植后前 3 年内受者死亡的首要因素。排斥的病理生理机制仍未完全明了。T 细胞是必需的，但排斥过程包括了多种细胞参与和多种机制。因为移植物排斥可以完全没有临床症状，所以对排斥适时的监测和诊断十分困难。筛查制度包括连续的体格检查、心电图、超声心动图以及心导管放置和心内膜心肌活检。

（五）排斥监测

1. 症状和体征

急性移植物排斥早期可无症状。随着病情进展，患儿可能出现心动过速、呼吸急促、啰音、奔马律或肝脾大。婴幼儿可表现为易激惹、喂养差、呕吐或嗜睡。最好能在血流动力学改变之前发现排斥反应，因为发生导致心血管损害的排斥反应的患儿 1 年内的病死率为 50%左右。

2. 影像学检查

排斥活动期的患儿，X 线胸片可见心脏肥大、肺水肿或胸腔积液。

3. 心电图检查

最特征的改变是 QRS 电压降低，可见传导异常。房性和室性心律失常均可出现。

4. 超声心动图检查

超声心动图检查在各年龄患儿中都是有帮助的、非侵入性的监测排斥反应的工具，尤其在婴儿中。心室功能和顺应性改变最早可能很轻微，但会随着排斥反应的进展而进展。新的心包积液或者不断加重的瓣膜反流也提示排斥反应的存在。

5. 心导管术和心内膜心肌活检

血流动力学监测项目包括心室充盈压、心排血量，耗氧量能通过心导管测量。心内膜和心肌活检在诊断急性移植物排斥很有用。可惜的是，并不是所有症状性排斥发作会产生阳性的活检结果，所以这项检查并不完全可靠。淋巴细胞浸润并产生肌纤维损害是移植物排斥在活检中的典型表现，对诊断很有帮助。

（六）移植物排斥的治疗

治疗的目标是逆转免疫炎症反应的瀑布反应。高剂量的皮质类固醇激素是一线药物。有时，结合使用抗胸腺细胞的生物制剂很有必要，如抗胸腺细胞球蛋白或 OKT-3（一种大鼠抗 CD3 T 淋巴细胞表位的单克隆抗体）。大部分的排斥发作如果诊断迅速的话可以有效地被治疗。尽管严重的排斥发作能导致移植物慢性衰竭、移植物丢失，甚至患者死亡（即使有最好的治疗），但通常移植物的功能可回到其基线状态。

（七）病程和预后

儿童心脏移植受者的生存质量多数相当好。即使长期使用免疫抑制药物，移植后感染风险也很低。巨细胞病毒是心脏移植受者中最常见的导致感染相关的发病率和病死率的病原体。大多数患儿对环境病原体耐受良好。不能坚持终身免疫抑制是值得关注的问题，尤其在青少年患者。研究证明，未能坚持终身免疫治疗是晚期死亡的首要原因。移植后淋巴细胞增生异常（一种与 EB 病毒感染相关的综合征）能导致伯基特淋巴瘤，后者对减少免疫抑制有反应，但有时必须进行化疗且可能是致命的。大部分儿童的运动耐量不受限，也不需要针对心血管系统进行特别的活动限制。

心脏移植后需要长期注意的是与心脏同种异体移植物的血管病变（移植物冠状动脉病变）相关的问题。心脏同种异体移植物血管病是由于冠状动脉管腔的内膜增生，导致冠状动脉完全闭塞。这些损伤弥漫性分布，多侵犯血管远端，因此通常行血管旁路移植、血管成形术或支架置入等无效。总的来说，尽管有免疫抑制、晚期排斥的风险以及冠状动脉疾病等担心，但大部分患儿能享受高质量生活，存活率也逐年提高。近年来，儿科患者中，10 年生存率已经接近 60%。更新的、更特异的、更有效的免疫抑制因子正不断进入临床试验阶段或者正在进行临床前评估，所以心脏移植术后患儿的前景是充满希望的。供者来源仍然是心脏移植发展的主要障碍。

（陈沁竹）

第五节　原发性肺动脉高压

原发性肺动脉高压（PPH）在儿童中是一种罕见的疾病，估计全球发病率为（1~2）/100万人。肺动脉高压是指静息状态下，平均肺动脉压力较正常水平高于 25 mmHg 以上；或者运动后，平均肺动脉压力高于正常水平 30 mmHg 以上。PPH 是在排除了其他可以导致肺动脉高压的病因后作出的诊断。继发性肺动脉高压常与以下几种疾病相关：先天性心脏病，肺实质病变，引起慢性缺氧的疾病，血栓形成，肝病，血红蛋白病以及胶原血管病。PPH 的早期临床表现轻微，很难作出诊断。本病在儿童中不存在性别差异。过去，在 16 岁之前被诊断为 PPH 的患儿的中位生存期是 10 个月。目前，由于一些新的治疗方法的运用，患者的生存率得到了提高。所有的 PPH 患者中，有 6%~12%为家族性PPH。当 PPH 患者有明显的家族性关联时，该疾病就显示出遗传因素的依据，并存在后代发病年龄提前的现象。

一、临床表现

（一）症状和体征

本病的临床表现与肺动脉高压的严重程度相关，早期症状轻微，易延误诊断。首发症状可以是重体力劳动或竞技性体育运动后出现呼吸困难、心悸或胸痛。晕厥也可是首发症状，提示严重的肺动脉高压。随着病情进展，患者多伴有心排血量减少和右心力衰竭的症状。右心力衰竭可以表现为肝大、外周性水肿和第三心音奔马律。可闻及肺动脉反流及三尖瓣反流杂音。肺动脉瓣区的第二心音亢进。

（二）影像学检查

X 线胸片可见粗大的肺动脉、右心增大。肺血管影稀疏或正常。约 6%的 PPH 患者胸片可无明显异常。

（三）心电图检查

V_1 导联可见右心肥大，T 波高耸。V_1 或 V_3R 导联可见 qR 波。可出现电轴右偏和右房增大的表现。

（四）超声心动图检查

超声心动图对排除先天性心脏病的可能十分重要。多可见右心肥大、右心室扩大。在无其他结构异常疾病的情况下，三尖瓣和肺动脉瓣关闭不全时的血流喷射能分别用来评估肺动脉收缩压和舒张压。其他超声心动图的形式，如心肌功能指标和血管阻力可被用于早期评估肺动脉高压。

（五）心导管术和血管造影

心导管术是诊断 PPH 的方法之一。作为一种侵入性的检查，心导管术存在风险，因此必须仔细操作。心导管术可以排除导致肺动脉高压的心脏（限制性心肌病）或血管（肺静脉狭窄）病变，评估疾病的严重程度，并确定治疗策略。可以评估肺血管床对短效血管扩张因子（如氧气、氧化亚氮或前列环素）的反应性，并依此选择治疗方法。血管造影可能显示肺小动脉数量减少及血管弯曲。

（六）其他评估方法

心脏的 MRI 可以用于评估右心室功能，了解肺血管解剖、血流动力学改变和血栓栓塞现象。使用蹬车运动试验进行心肺功能测试的结果可以反映病情的严重程度。另有更简单的 6 min 步行试验，该方法是测试尽力的情况下步行的距离和感觉状态，该结果与晚期疾病的病死率有强烈的独立相关关系。

二、治疗

治疗的目标是降低肺动脉压力，增加心排血量，提高患者生活质量。心导管术被用作确定治疗方案的依据。对肺血管扩张药有反应的患者可以使用钙通道阻滞药，如硝苯地平或地尔硫䓬。其他不敏感的患者可以使用前列腺类药物、内皮素受体阻滞药或者磷酸二酯酶抑制药中的一种。这些药物对降低肺血管阻力均有远期效果。华法林的抗凝血作用可用于预防血栓栓塞的发生，常将 INR（国际标准化比值）维持在 1.5~2.0。

对一些顽固性的肺动脉高压患者可行心房间隔切开术。心排血量随着肺血管阻力升高而下降，因此房间隔分流能保证左心排血量，尽管会混入低含氧量血液。对于顽固性肺动脉高压或与解剖上病变相关的肺动脉高压（如肺静脉狭窄），可考虑行肺移植。对于肺动脉高压的患者来说，心肺联合移植手术的成功率高于单纯的肺移植手术。

未经治疗的肺动脉高压患儿的生存期低于 10 个月，研究表明，使用钙通道阻滞药可以将患儿的 5 年生存率提高到 95% 以上，使用依前列醇的患儿 5 年生存率为 80% 以上。

（陈红燕）

第六节 窦房结异常

一、窦性心律失常

心率的时相异常是正常的。典型的窦性心率会随着呼吸的改变而改变，而 P-QRS-T 间期则保持恒定。显著的窦性心律失常是指心率完全变异。多与呼吸窘迫或颅内压升高有关，但正常儿童也可出现。一般无须治疗，但可能与窦房结功能异常或自主神经系统功能异常相关。

二、窦性心动过缓

根据患儿年龄，窦性心动过缓可分为：①低于该年龄儿童心率正常值下限；②活动状态下心率异常低值（变时相性功能不全）。在病情严重的患儿中，引起窦性心动过缓的主要原因包括缺氧、中枢神经系统损伤、进食障碍和药物的不良反应。只有出现症状（晕厥、低心排血量或运动不耐受）的心动过缓才需要治疗（阿托品、异丙肾上腺素或心脏起搏）。

三、窦性心动过速

心率在应激状态（发热、低血容或心力衰竭）下反应性增高。虽然窦性心动过速对正常的心脏来说是可耐受的，但有症状的心动过速合并心排血量下降提示存在心脏结构异常的疾病或真性快速性心律失常。首先要做的检查是 12 导联心电图，以明确快速心律的精确机制。治疗需要纠正窦性心动过速的内在原因（如为贫血患者输血或纠正低血容、发热）。

四、窦房结功能异常

窦房结功能异常或病态窦房结综合征（SSS）是一种窦房结功能异常和心率异常的综合征。可能与窦房结或其周围组织真实存在的解剖缺陷相关，或者是窦房结异常的自主节律。本病包括以下一种或多种异常：严重的窦性心动过缓，显著的窦性心律失常，窦性停搏，变时功能不全，快—慢综合征（同时存在的心动过缓和过速）。本病多发生在先天性心脏病外科手术修复后，但也可发生在正常的心脏、未经手术治疗的先天性心脏病和后天获得性心脏疾病。症状通常在 2~17 岁出现，包括先兆晕厥、晕厥、心悸、面色苍白或运动不耐受。

窦房结功能异常的检查包括：静息状态的心电图，24 h 动态心电图，运动负荷试验以及激发试验。目标是把患者的症状和心律异常联系起来。

对窦房结功能异常的治疗只需要针对有症状的患者。对于没有症状的患者，需要观察初发的运动耐力下降和晕厥，因为在这些症状出现前，猝死的发生率非常低。缓慢型心律失常需要使用迷走神经阻滞药（阿托品）或肾上腺能药（氨茶碱）。也可以使用永久性的心脏起搏器。使用抗心律失常药治疗快速性心律失常多会引起或加重心动过缓，所以需要使用永久性心脏起搏器。预防性心脏起搏器置入必须在使用抗心律失常药之前。

合适的治疗产生的预后是极佳的。本病的发病率和病死率与潜在的心脏疾病接近。

一些严重的未经治疗的病例中，窦房结功能异常可演变成慢性疾病，并可能导致猝死。

五、期前收缩

（一）房性期前收缩

房性期前收缩是由心房异位起搏点激发，是儿科患者中最常见的期前收缩之一，特别是胎儿和新生儿。期前收缩可下传（后跟一个 QRS 波），也可不下传（后无 QRS 波，因为正好落在房室结的不应期）。P 波的形态取决于异位起搏点的位置和电活动传导到心房其他组织的方向。作为一种单独的表现，多数房性期前收缩为良性，常不需要进行治疗。

（二）房室交界性期前收缩

异位起搏点为房室结或希氏束。心电图上可见一个正常的 QRS 波形前面没有 P 波存在。当在心室中存在差异性传导时，会出现宽大畸形的 QRS 波。房室交界性期前收缩伴差异性传导无法与室性期前收缩区分，除非进行侵入性的电生理测试。本病多为良性，一般不需要治疗。

（三）室性期前收缩

又称心室早发性收缩（PVC）或心室异位起搏。本病相对常见，1%~2%正常人可出现室性期前收缩。心电图中以早期出现的宽大畸形的 QRS 波前无 P 波存在，之后出现完全性代偿间歇为特点。源于单个的异位起搏点的室性期前收缩的波形相同；多源性室性期前收缩则可出现多种不同波形。连续两个室性期前收缩称为室性期前收缩二联律，如果连续 3 个甚至更多个室性期前收缩则称为室性心动过速。

多数正常人的室性期前收缩为良性。但是经过进一步的检查，如 24 h 动态心电图或运动试验，多数可发现一些需要引起重视的心律失常。室性期前收缩是否存在隐患，需要通过运动试验来明确。心率加快后，良性的室性期前收缩大多消失。如果运动诱发了连续的室性期前收缩或二联律，提示潜在的病理改变。多源性室性期前收缩大多是异常的，也较为危险。可能与药物过量（如三环抗抑郁药或地高辛中毒），电解质紊乱，心肌炎或缺氧相关。治疗上需要注意基本病因的解除。

六、室上性心动过速

室上性心动过速（SVT）是源于心房、房室结或旁路的快速节律。这些心动过速是快速的、阵发性室上性心动过速，表现形式取决于心率潜在的心脏结构病变和功能异常，合并症及患者的年龄。潜在心力衰竭的患者或者患有全身疾病如贫血、败血症的患者很难耐受这种心动过速。在其他方面正常的儿童中可能不易被察觉。持续性心动过速的患者，即使心率只有 120~150 次/分，若不给予治疗，也可能发展为心肌功能障碍和心力衰竭。发生机制一般可分为冲动自动机制和折返机制，可通过心动过速起源部位来描述。

某部位的心脏组织发生了异常的快速性自发性去极化就会导致自动性心动过速的发生。这类心律失常占儿童心律失常的 20%左右，且常受自主神经的支配。心电图显示正常的 QRS 波之前有一个异常的 P 波。交界性异位心动过速时 QRS 波之前没有 P 波，并可能与房室分离或者 1:1 逆行性传导有关。异位心动过速可表现为逐渐开始和停止，也可以为发作性或者持续性。当为持续性时，通常与心功能不全和有临床表现的扩张性心肌病有关。

折返性心动过速约占儿童心律失常的 80%，与自发性心动过速不同，折返性的心动过速突发突止。折返性的心动过速涉及房室之间双路径。电传导沿着一条路径下传后返回到另一条路径，形成一个持续的循环回路。这个回路可限制在心房内（在正常心脏为心房扑动，在先天性心脏病患者中为心房内的折返性心动过速），也可能限制在房室结中（房室结折返性的心动过速），或环绕在房室之间的一个旁路上（旁路介导的心动过速）。如果心动过速电冲动经房室结顺行性传导（从心房到心室）和逆行性传导返回到旁路（从心室到心房），则会出现顺行性往复性心动过速；如果冲动通过旁路顺行性传导，并且通过房室结逆行传导，则会出现逆行性往复性心动过速。后者的心动过速表现为广泛复杂的心动过速。预激综合征（WPW 综合征）是折返性心动过速的一种，窦性心律顺行下传导到旁路（绕过房室结），产生心室预激（心室早期的异常激活，心电图表现为 P-R 间期缩短及含糊的向上的 QRS 波，即 delta 波）。大多数患有 WPW 综合征的患者心脏其他结构是正常的。然而，WPW 综合征患者合并发生以下先天性心脏病概率增加：三尖瓣关闭不全，三尖瓣埃布斯坦综合征，肥厚型心肌病，完全性大动脉转位。

手术后的先天性心脏病患者生存率得到改善，同时也创造了一种新的、不断盛行的、慢性心律失常，它被其他的许多别名所提及，如心房内折返性心动过速、切口性心动过速、大折返、手术后心房扑动。在这种心动过速中，电隔离的心房肌通路（如三尖瓣—下腔静脉峡部或者在心房切口和终末嵴之间）是作为电冲动持续性往复循环的路径。这种心动过速是慢性的，很难医治，临床上无特别疗法。

（一）临床表现

1.症状和体征

随着年龄的增长表现各异。心动过速开始之后，婴儿往往会变苍白及有花纹，并可能变得烦躁。长时间持续的心动过速会导致心力衰竭症状的发生。心率范围为 240~300 次/分。年龄较大的儿童可能会主诉头晕、心悸、乏力、胸痛。心率范围从年幼者的 240 次/分到十几岁的 150~180 次/分。心力衰竭症状在儿童比在婴儿中更为少见。心动过速可能与先天性心脏病或后天性心脏病（如心肌病和心肌炎）有关。

2.影像学检查

在心动过速病程早期 X 线胸片正常，因此通常不能获得有价值的胸片结果。如果出现心力衰竭症状，则心脏扩大，肺静脉淤血明显。

3.心电图检查

心电图是诊断 SVT 和明确心动过速具体发生机制的最重要的工具。检查结果包括快速的及与患者身体状况不符的心率（如安静睡眠时伴有异常 P 波的速率为 140 次/分的心率）。对于因自动性机制导致的 SVT，心律可能因逐渐增加或减少的心率而显得不规则。对于因折返机制引起的 SVT，心律可能是极其规则而无多大变化的。在窦性节律下的 QRS 波通常是一样的。然而，QRS 波偶尔变宽（SVT 合并室内差异性传导），在这种情况下，可能与室性心动过速难以区别。在确定心动过速机制时，出现 P 波和与 P 波相关的 QRS 波是很重要的。在自发性心动过速中，A：V 通常为 1：1 或 2：1，且 QRS 波之前有 P 波。在折返性心动过速中，如旁路介导性心动过速，在 QRS 波之后经常可以看到小的逆行 P 波。在房室结折返性心动过速中，通常看不到 P 波，因为 P 波与 QRS 波同时发生。

（二）治疗

1.急性期治疗

在 SVT 的初始发作期间，需要对患者进行密切监测。还应该纠正酸中毒和电解质紊乱。

（1）迷走神经兴奋法：通过在鼻梁处放置冰袋持续 20 s（适用于婴儿）或将面部浸泡在冰水（适用于儿童或青少年）而产生的"潜水反射"可增加副交感神经张力，终止一些心动过速。这种迷走神经兴奋法，可对年长的顺从的儿童来操作，可能可以终止折返性心动过速。

（2）腺苷：腺苷可短暂地阻断房室传导并终止与房室结有关的心动过速；也有助于诊断限于心房内的心动过速，因为腺苷可中断电冲动向心室传导，从而可以确定是否存在多样的 P 波。剂量为 50~250 pg/kg（体重），快速静脉注射。腺苷可被氨茶碱对抗，窦房结功能紊乱或哮喘患者应慎用。

（3）经食管心房起搏：可以在与左心房相邻的食管内置入焊接有双极电极的导管，从而引发心房超速起搏和终止。超速起搏的速率比心动过速速率快约 30%，这种速率可以中断折返性心动过速环路并恢复窦性节律。

（4）直流电复律：当患者出现心力衰竭时，应立即使用直流电复律（同步；0.5~2 J/kg）。这可使折返性心动过速逆转为窦性节律。而心脏电复律对自发性心动过速不起作用。

2.慢性期治疗

一旦患者被诊断出患有 SVT，可以考虑长期的治疗方案。治疗选项包括临床监测心动过速复发性，应用抗心律失常药物或侵入性的电生理研究和消融。在婴儿和儿童早期，给予抗心律失常药物是主要的治疗方法。地高辛和β受体阻滞药等药物为第一线疗法。其他抗心律失常药物（如维拉帕米、氟卡尼、普罗帕酮、索他洛尔和胺碘酮）药理作用更强且非常有效。然而，这些药物也有严重的不良反应，包括致心律失常和猝死，因此，应在儿科心脏病医生的指导下使用。

自发性和折返性心动过速都可以通过侵入性的电生理研究和消融术来更确定性地处理。这是一种非手术的经血管的导管技术，它可以使引起心律失常的局灶细胞或旁路组织脱水、坏死，从而永久性地治愈心律失常。消融导管可利用热源（射频）或冷源（冷冻消融）。据报道，后者对正常传导的周围更安全，从而可降低发生意外性房室传导阻滞的风险。对心脏结构正常的患者，消融术的成功率约 90%，有 10% 的复发风险。婴幼儿或成年人均可进行此项治疗。在＜4 岁的儿童中，该治疗的风险较高，对于药物治疗疗效不好的该年龄段儿童的心律失常才考虑使用此类治疗。由于高成功率、并发症少和低复发率以及不需要长期使用抗心律失常药物等优点，消融治疗已成为大多数儿童心血管中心室性心律失常首要的治疗方法。在先天性心脏病患者中，电生理学研究和消融治疗也常被用于解决心律失常问题。据报道，这些患者治疗的成功率低于心脏结构正常的患者，其成功率在 75%~80%。

（三）预后

SVT 婴幼儿和儿童通常有很好的预后。它可以通过药物或可能可以根治的消融术来治疗。然而，有极少数心律失常病例会导致心力衰竭或猝死。如果心动过速一直持续，那么就可能导致心力衰竭症状。有报道，预激综合征可以导致罕见的突发性心力衰竭。这种突发事件的发生机制是由于房颤的发生使电冲动通过快速的旁路传至心室，从而导致心室颤动和猝死。鉴于此，多数心脏病学专家建议，即使对无症状的患者，也应进行侵入性的操作，以评估预激综合征旁路的传导性能。

七、室性心动过速

儿童室性心动过速不常见。它通常与潜在的心肌异常（心肌炎、心肌病、心肌肿瘤或术后先天性心脏病）或中毒（缺氧、电解质紊乱或药物毒性）相关。持续性心动过速一般为一种不稳定的状态，如果未经治疗，它通常会演变为心室纤颤。

加速的心室自身节律是一种发生在心脏结构正常的新生儿中的持续室性心动过速。心率比之前的窦性心率快 10%，并且是一种不需要治疗的自限性心律失常。

急性终止室性心动过速的方法包括恢复正常心肌功能（纠正电解质紊乱，药物中毒等）、直流电复律（1~4 J/kg）、利多卡因（1 mg/kg）或胺碘酮（5 mg/kg 负荷量）复律等。予以抗心律失常药来长期抑制室性心动过速有许多不良反应（包括致心律失常和猝死），在首次发作时应在医院接受儿科心脏病医生的指导。

（陈沁竹）

第七章　儿科呼吸系统疾病

第一节　急性感染性喉炎

急性感染性喉炎为喉部黏膜弥漫性炎症，好发于声门下部，又称急性声门下喉炎。春、冬季发病比较多，常见于 1~3 岁幼儿，男性发病较多。

一、临床表现

典型病例有短期（数天）咳嗽、鼻卡他症状和低热等症状。随后发展成典型的症候群：声音嘶哑、犬吠样咳嗽和吸气性喉鸣。症状常以夜间为重，并在第 2~3 天夜间达高峰。多继发于上呼吸道感染，也可为急性传染病的前驱症状或并发症。可有不用程度的发热，夜间突发声嘶、犬吠样咳嗽和吸气性喉鸣。咽喉部充血，声带肿胀，声门下黏膜呈梭状肿胀，以致喉腔狭小发生喉梗阻。呈吸气性呼吸困难，鼻翼扇动，吸气时出现三凹征。面色发绀，有不同程度的烦躁不安。白天症状较轻，夜间加剧（因入睡后喉部肌肉松弛，分泌物潴留阻塞喉部，刺激喉部发生喉痉挛）。少数患儿有呛食现象，哺乳或饮水即发呛，吃固体食物呛咳较轻。

为了便于观察病情，掌握气管切开的时机，按吸气性呼吸困难的轻重将喉梗阻分为四度。

（1）一度喉梗阻，患儿在安静时如常人，只是在活动后才出现吸气性喉鸣和呼吸困难。胸部听诊，呼吸音清楚。如下呼吸道有炎症及分泌物，可闻及啰音及捻发音，心率无改变。

（2）二度喉梗阻，患儿在安静时也出现喉鸣及吸气性呼吸困难。胸部听诊可闻及喉传导音或管状呼吸音。支气管远端呼吸音降低，听不清啰音。心音无改变，心率较快，120~140 次/分。

（3）三度喉梗阻，除二度梗阻的症状外，患儿因缺氧而出现阵发性烦躁不安，口唇及指（趾）发绀，口周发青或苍白。胸部听诊呼吸音明显降低或听不见，也听不到啰音。心音较钝，心率在 140 次/分以上。

（4）四度喉梗阻，经过呼吸困难的挣扎后，渐呈衰竭，半昏睡或昏睡状态，由于无力呼吸，表现暂时安静，三凹征也不明显，但面色苍白或发灰。此时呼吸音几乎全消失，仅有气管传导音。心音微弱极钝，心率或快或慢，不规律。

二、诊断与鉴别诊断

小儿急性喉炎发作快，有其特殊症状，声嘶、喉鸣、犬吠样咳嗽、吸气性呼吸困难，一般诊断无困难，但应与白喉、急性膜性喉炎、喉水肿、喉痉挛、急性会厌炎、喉或气管异物等婴幼儿喉梗阻相鉴别。

三、治疗

小儿急性喉炎病情发展快，易并发喉梗阻，应及时治疗。使用抗生素及肾上腺皮质激素治疗，疗效迅速、良好。

（一）给氧

缺氧或发绀患儿应给氧，以缓解缺氧。

（二）肾上腺皮质激素疗法

激素有抗炎、抗病毒及控制变态反应的作用，治疗喉炎效果良好，用量要大，否则不易生效。凡有二度以上喉梗阻均用激素治疗。常用泼尼松、地塞米松或氢化可的松；病情较轻者，可口服泼尼松 1~2 mg/kg，每 4~6 h 1 次。一般服药 6~8 次后，喉鸣及呼吸困难可缓解或消失，呼吸困难缓解后即可停药。二度以上喉梗阻者可用地塞米松 0.1~0.3 mg/kg 或 0.6 mg/kg，或氢化可的松 5~10 mg/kg 静脉滴注，共 2~3 d，或甲泼尼龙，至症状缓解。

（三）镇静剂

急性喉炎患儿因呼吸困难缺氧，多烦躁不安，宜用镇静剂，如异丙嗪每次 1~2 mg/kg 有镇静和减轻喉头水肿的作用。氯丙嗪则使喉肌松弛，加重呼吸困难，不宜使用。

（四）雾化吸入

现多用雾化泵雾化吸入，将布地奈德吸入溶液 1~2 mg 加入雾化器中，雾化吸入后加速喉部炎症及水肿的消退，并稀释分泌物。另外，用肾上腺素雾化吸入，可有效减轻呼吸道梗阻。剂量为 0.5 mg 肾上腺素用 2.5 mL 生理盐水稀释，此种溶液可按需给予，严重病例甚至可持续给药。

（五）直接喉镜吸痰

三度呼吸困难患儿，由于咳嗽反射差，喉部或支气管内有分泌物潴留，可在直接喉镜下吸出，除去机械性梗阻，减轻因分泌物刺激引起的喉痉挛，多可立即缓解呼吸困难。在进行直接喉镜检查吸痰的同时，还可喷雾 1%~3%的麻黄碱和肾上腺皮质激素，以减轻喉部肿胀，缓解呼吸困难。吸痰后，应严密观察病情变化，必要时进行气管切开术。

（六）抗生素疗法

急性喉炎病情进展迅速，多有细菌感染，应及早选用适当足量的抗生素控制感染。常用者为青霉素、头孢菌素、红霉素和交沙霉素等。一般患儿用一种抗生素即可。病情严重者可用两种以上抗生素。应取咽拭子做细菌培养及药物敏感试验，以选用适当抗生素。

（七）气管切开术

四度呼吸困难者应立即行气管切开术抢救，三度呼吸困难经治疗无效者也应做气管切开。

（八）其他对症疗法

体温高者，应用物理或药物降温。进流质或半流质易消化食物，多饮水，必要时输液。中毒症状重者，可输全血或血浆。痰黏稠干燥者用雾化吸入。

（邹国涛）

第二节　重症肺炎

小儿肺炎是危害小儿健康，威胁小儿生命的常见病、多发病，是婴幼儿时期主要死亡原因。小儿重症肺炎除呼吸系统症状和体征外，常并发心力衰竭、呼吸衰竭、休克、弥散性血管内凝血（DIC）、中毒性脑病等，是儿科危重症之一。

一、临床表现

（一）一般症状

发病前多有轻度的上呼吸道感染或支气管炎。多数起病急骤，发热 38~39 ℃，可高达 40 ℃，新生儿、重度营养不良、佝偻病等患儿可以体温不升或低于正常体温。除发热外可有疲乏、困倦、精神不振或烦躁不安，婴儿可有呛奶。

（二）呼吸系统症状和体征

咳嗽，早期为刺激性干咳，极期咳嗽反略减轻，恢复期咳嗽有痰。呼吸增快，气促，40~80 次/分，常见呼吸困难、鼻翼扇动、三凹征及口周或指甲发绀。肺部体征早期不明显，可有呼吸音粗糙或稍低，以后可闻及中、细湿啰者，以背部两肺下方及脊柱旁较多，于深吸气末更为明显。叩诊多正常，但如病灶融合累及部分或整个肺叶时则出现实变体征；叩诊浊音，语颤增强，呼吸音减弱或出现支气管呼吸音。

（三）重症肺炎的临床表现

小儿重症肺炎除以上症状、体征外，还有以下临床表现。

1.循环系统

主要表现为急性充血性心力衰竭，这是小儿重症肺炎最常见的严重并发症。诊断依据包括：①呼吸困难突然加重，烦躁不安，面色苍白或发绀，不能以肺炎或其他合并症解释者，呼吸频率超过 60 次/分；②心率增快在 160 次/分以上，不能以体温升高和呼吸困难解释，或心音低钝、出现奔马律；③肝脏增大≥3 cm 或进行性增大；④胸部 X 线检查可有心脏扩大。

2.神经系统

由于缺氧和脑水肿，可表现为嗜睡、精神萎靡或烦躁不安。严重者有中毒性脑病，表现为惊厥、半昏迷或昏迷、呼吸不规则，甚至呼吸中枢麻痹。眼底可有视神经盘水肿。脑脊液检查可有压力升高，细胞、蛋白、糖及氯化物正常。

3.消化系统

患儿常有呕吐、腹胀、腹泻，严重患儿可有中毒性肠麻痹，表现为严重腹胀，使膈肌升高压迫肺部，加重呼吸困难。腹部听诊肠鸣音消失。

4.感染性休克和弥散性血管内凝血

重症肺炎时，某些细菌感染可以引起微循环衰竭，发生感染中毒性休克，表现为四肢凉、皮肤发花、脉弱而速、血压下降等。还可引起弥散性血管内凝血，表现为皮肤、黏膜出血点或瘀斑，以及消化道、呼吸道、泌尿道等出血。

5.呼吸衰竭

呼吸衰竭是重症肺炎的严重表现，可引起死亡。除表现为呼吸困难、鼻翼扇动、三凹征、口唇发绀、嗜睡或躁动外，严重者呼吸由浅快转为浅慢，节律紊乱，常出现下颌呼吸或呼吸暂停。可同时伴有末梢循环衰竭及脑水肿、脑疝的表现，如四肢末端发凉、发绀、血压下降、昏睡或昏迷等。

二、诊断与鉴别诊断

（一）诊断

根据发热、咳嗽、喘憋等症状，肺部叩诊及听诊的异常改变，可以作出初步诊断。配合胸部 X 线检查可以进一步明确诊断。咽培养或痰培养对了解病原菌有参考价值。确诊肺炎后，应进一步判定病情的轻重，判断有无心力衰竭、中毒性脑病、休克及弥散性血管内凝血、呼吸衰竭等，以便早期发现及治疗。

（二）鉴别诊断

1.支气管炎

轻症肺炎与支气管炎相似，支气管炎一般全身症状较轻，多无明显呼吸困难和发绀，肺部可听到中湿啰音，多不固定，随咳嗽而变，但听不到细湿啰音。

2.肺结核

当肺炎病程较长或一般抗生素治疗不顺利时应注意是否有肺结核。但一般肺结核肺部啰音常不明显。可根据结核接触史、结核菌素试验、结核中毒症状、胸片表现等鉴别。

三、治疗

（一）一般治疗

环境保持安静，保持室温在 20 ℃左右，相对湿度 50%左右。每日定时通风换气。给予易消化饮食，保证液体入量。呼吸困难者给予吸氧，保持呼吸道通畅，痰多者给予超声雾化或祛痰药，以利痰液排出。烦躁不安或惊厥时可给予氯丙嗪及异丙嗪各 1 mg/kg 肌内注射，也可给予苯巴比妥 8~10 mg/kg 肌内注射或水合氯醛 50 mg/kg 灌肠。

（二）抗感染治疗

肺炎球菌肺炎首选青霉素，青霉素过敏者可选用红霉素或林可霉素。金黄色葡萄球菌肺炎可选用苯唑西林钠或红霉素、万古霉素、头孢噻吩、头孢唑啉等。大肠杆菌、肺炎克雷伯菌、流感杆菌肺炎可选用氨苄西林、羟苄西林或哌拉西林，并可与氨基糖苷类抗生素如阿米卡星联合治疗。也可用头孢类抗生素如头孢他啶。铜绿假单胞菌肺炎选用羧苄西林、哌拉西林，可与氨基糖苷类抗生素如阿米卡星联合应用。对青霉素过敏或上述药物疗效不佳者选用第二、三代头孢菌素如头孢他啶、头孢哌酮等。病毒性肺炎一般选用阿昔洛韦或更昔洛韦。支原体肺炎则以红霉素效果较好。

小儿重症肺炎的抗感染治疗策略：重症肺炎诊断明确后，有条件的应该在使用抗生素治疗前采血做细菌培养和药敏试验，尽可能建立一条单独应用抗生素的静脉通路，这样可以使抗菌药物的使用合理化，并可避免不良反应发生。抗菌药物应用原则上应在循证医学的基础上进行，但是目前多数为经验型治疗。

抗感染治疗是重症肺炎治疗成功的关键措施，传统采用抗生素升阶梯治疗。这种治疗对轻、中度肺炎治疗是适宜的。但重症肺炎必须采用降阶梯治疗，以防止病情迅速恶化，并有效抑制感染的进程，减少细菌耐药，改善患者预后，避免抗生素的不良反应或并发症。应全面理解抗生素的降阶梯治疗的关键，重视整体性以及初始经验性治疗和后续靶向性治疗这两个连续阶段，并适时实现其两者间的转换。

由于现有临床检测水平的局限性，药敏结果相对滞后，体内外药敏并非完全相符。所以，决定降阶梯转换时机的最重要评估参数除特异性的病原学诊断依据外，还应依据临床的治疗反应。

（三）严重并发症的治疗

实施早期心肺功能监护和无创心肺功能支持（NCPAP）的优先策略是处理婴儿重症肺炎的有效措施。

1.快速心肺功能评估和监测

婴儿重症肺炎常处于心肺功能衰竭的高危状态，快速心肺功能评估操作可概括为望、听、触3个步骤。三者同时进行，望和听贯穿评估始终。望：患儿体位或姿势、面色、眼神和呼吸状态（胸廓起伏、三凹征）、口鼻分泌物及对环境或外刺激的肢体和语言反应。触：肢体温度、肌张力和肌力、中心（颈内动脉和股动脉）和周围脉搏（桡动脉和肱动脉）强弱和节律。听：呼吸呻吟、痰鸣，用听诊器听心率、心律和吸气相呼吸音强弱。及时地辨认潜在性或代偿性呼吸、循环功能不全状态，并给予及时、适宜的心肺功能支持是正确有效治疗婴儿重症肺炎的基础。

2.保持气道通畅及优先应用经鼻持续气道正压（NCPAP）的支持策略

对于重症肺炎患儿，保持合适的体位和气道通畅非常重要。翻身拍背、雾化吸痰是最基础的呼吸治疗。应用CPAP的指征：自主呼吸较强，有低氧血症的I型呼吸衰竭，或者低氧血症合并二氧化碳潴留（$PaCO_2 < 80$ mmHg）的II型呼吸衰竭，收治PICU后的婴儿重症肺炎均直接应用NCPAP；除急性心肺功能衰竭、全身衰竭、重症休克、pH<7者、中枢性呼吸衰竭行直接气管插管机械通气外，II型呼吸衰竭者也首先应用NCPAP系统，并在短时间（15~30 min）根据疗效决定是否继续应用。在病情允许时，应仔细检查NCPAP系统、患儿状态或调整其参数后可再一次试用观察疗效。终止NCPAP行机械通气指征：NCPAP支持下病情仍不能控制，pH持续<7.20达8 h以上或病情进行性加重。NCPAP应用需要积累一定的临床经验，一般宜在PICU内应用。但是对于综合医院的儿科抢救室和专业病房内的抢救室，在充分培训基础上，也可以开展此项技术。

3.婴儿重症肺炎合并呼吸衰竭、休克和心力衰竭的处理的ABC原则

A（Airway）：气道管理和通畅气道。湿化、雾化及排痰，接触支气管痉挛和水肿。

B（Breathing）：无创和有创呼吸支持。

C（Circulate）：维持心血管功能。判断液体平衡状态，给予扩容和限液利尿，纠正酸碱电解质平衡，给予血管活性药、正性肌力药、强心药和加压药。

4.调整呼吸和循环功能支持的治疗原则和策略

（1）呼吸衰竭所致的心力衰竭应积极改善通气和肺氧合，其中闭塞性毛细支气管炎、喘憋性肺炎所致的呼吸衰竭主要是改善通气，急性肺损伤所致的呼吸衰竭主要是改善肺

氧合，通过呼吸支持才能达到控制心力衰竭目的。

（2）因缺氧致呼吸功增加引起的代偿性心功能不全，主要是调整心脏前后负荷（NCPAP、充分镇静、退热等）和维持内环境稳定，以减轻心脏负荷为治疗心力衰竭的主要措施。

（3）肺血多的先天性心脏病肺炎合并心力衰竭和呼吸衰竭，常在充血性心力衰竭急性加重基础上导致呼吸衰竭，因此治疗主要是强心、限液、利尿，应用 NCPAP 限制肺血流量和减轻左心后负荷的作用。

（4）急性肺损伤和急性呼吸窘迫综合征（ARDS）时伴有的心力衰竭常是多器官功能不全综合征（MODS）的一部分，此时存在心脏和外周循环两方面的因素，临床多表现为休克，需经谨慎扩容试验后（2~3 mL/kg）才可判断有效循环血量的状态，进一步决定液体的量和速度，地高辛和血管活性药物是治疗的一部分。

（邹国涛）

第三节　哮喘持续状态

哮喘发作时出现严重呼吸困难，在合理应用拟交感神经药物和茶碱类药物仍不见缓解，病情进行性加重，称为哮喘持续状态，又称哮喘严重发作。哮喘持续状态时支气管呈严重阻塞，是一种威胁生命的严重状态，一旦确定诊断，应积极进行治疗。

一、临床表现

哮喘急性发作或加重时突然出现气促、咳嗽、胸闷等症状，或进行性加重，经常伴有呼吸窘迫，呼气流速下降为其特征。其发作可由于数小时内接触致敏原等刺激物、呼吸道感染或治疗失败所致，病情加重可在数天、数小时内出现，也可在数分钟内危及生命。在病情危重时患儿因喘息说话困难，语言不连贯，大汗，呼吸频率＞25 次/分，心率＞140 次/分，峰流速（PEFR）低于预计值 60%，呼吸减弱，呼吸音甚至听不到，并出现发绀、烦躁、意识障碍，甚至昏迷，为致命性哮喘发作。

二、危险因素及表现

（一）病史

激素依赖的慢性哮喘；有 ICU 抢救史或多次住院史；有机械通气史；既往 48 h 反复去过急诊室；突然开始的严重的呼吸困难，治疗效果甚差者；在严重发作时患儿、家属及医生均认识不足；不按医嘱服药者；具有心理社会学问题，如精神抑郁、家庭不和睦出现危机时；否认本身症状严重性及脑水肿低氧惊厥。

（二）体检

奇脉：正常人呼吸时，脉搏强弱多无变化或只有轻度变化（低于 1.33 kPa），如脉波在呼气终了时变强，吸气时减弱，差别明显增加，则称为奇脉，如差别高于 2.67 kPa，多伴有严重肺气肿、气道阻塞，这是判断严重哮喘的一个可靠指标（除非患儿有心包收缩及填塞情况）；还可有低血压、心动过速、呼吸增快、发绀、气短、昏睡、激动、三凹征、严重呼吸困难、呼吸音减低。

三、实验室检查

（一）峰流速（PEFR）及第 1 秒用力呼气量（FEV$_1$）

此项检查特别有助于在支气管舒张剂应用前后的对比，如重复给予支气管舒张药后 PEFR 或 FEV$_1$ 仍＜40%预计值，意味患者已处于哮喘持续状态。

（二）血气分析

对肺泡通气情况评估很有意义。如为正常 PaCO$_2$，意味着呼吸肌疲劳即将出现，如 PaCO$_2$ 超过正常值，就必须小心监测。

（三）胸部 X 线检查

当患儿疑有感染或有急性哮喘并发症（气胸、纵隔气肿或肺不张）或疑有气道异物时，可进行胸部 X 线检查（尽量在床边检查）。

（四）氨茶碱血药浓度测定

在平时应用氨茶碱的患儿需进行血药浓度测定，以指导氨茶碱的进一步使用。

（五）血电解质测定

血电解质测定有助于补液。

四、治疗

严重哮喘一旦被确定即需急诊治疗、住入重症监护病房，进行心脏监测。

（一）氧疗

为保证组织有充分氧气，应保持供氧，吸氧浓度以 40%为宜，流量相当于 6~8 L/min，应用一般面罩吸入更为合适，使血气维持在 PaO$_2$ 9.3~12 kPa（70~90 mmHg），多数患儿经 30%~50%给氧后即可纠正低氧血症，但有的患儿给予充分氧疗后 PaO$_2$ 仍处于 6.7~8.0 kPa（50~60 mmHg），应考虑可能因大量分泌物、肺不张或肺炎所引起，此时除积极输氧外还要清除痰液，虽然多数哮喘患儿血氧过低甚至严重缺氧，但氧分压低于 8.0 kPa（60 mmHg）的情况不多见，由于 8.0 kPa 氧分压相当于动脉血氧饱和度的 90%，故很少有哮喘患儿发绀或大脑功能受损，一旦出现发绀，意味着严重哮喘发作。在急性哮喘发作时，输氧量很少会使 PaCO$_2$ 升高（慢性肺心病的患儿除外），因此没有必要用特殊的面罩或装置输氧。

（二）镇静

缺氧及早期的呼吸性碱中毒可使哮喘患儿出现烦躁、不安、恐惧，有的甚至出现因刺激所致的持续性、痉挛性咳嗽，此时应考虑使用镇静药。镇静药应选择不抑制呼吸中枢的药物，如 5%水合氯醛。麻醉药或巴比妥类药物禁用或慎用，若在气管插管下可不受限制。

（三）紧急的药物治疗

1.吸入β$_2$受体激动药

β$_2$受体激动药是首选，其对于急性重症哮喘患儿缓解症状和治疗的效果及安全性已无争议。β_2 受体激动药的作用较为持久，且 β_2 受体激动药产生心血管不良反应较少，常用有沙丁胺醇、特布他林。在第 1 小时内每 20 min 吸 1 次，1 h 内吸 3 次，以后可以酌情连续吸入，每 2~4 h 时可重复吸入 1 次，直至病情稳定。

2.皮质激素

皮质激素和 β_2 受体激动药联合作用是治疗严重哮喘的基础，皮质激素应用不足是哮喘致死的主要因素。皮质激素对哮喘的作用是抑制炎症细胞趋化效应和炎性反应，减少炎性因子和细胞因子的释放，降低黏膜上皮和微血管的通透性，减轻黏膜水肿，并通过腺苷酸环化酶增强（β_2 受体激动药的效应，减轻支气管的痉挛作用。严重哮喘对皮质激素的反应迟缓，通常在 4~6 h 内还见不到明显的效应，而在轻中度患儿，反应约需 1 h，对严重哮喘发作应尽早使用皮质激素。可应用甲泼尼龙 2~6 mg/（kg·d），分 2~3 次输注，或氢化可的松（有酒精过敏者禁用），或琥珀酸氢化可的松，通常用静脉注射 5~10 mg/kg，必要时可加大剂量。一般静脉使用糖皮质激素 1~7 d，症状缓解后即停止静脉用药。若需持续使用糖皮质激素，可改为口服泼尼松 1~2 mg/（kg·d）（每日最大量 40 mg），分 2~3 次服，经 3~4 d 后停用。短期使用皮质激素的不良反应很少，严重哮喘是一种危险情况，绝不要因担心不良反应而对皮质激素的应用有所犹豫。条件较差无甲泼尼龙时，可用地塞米松每次 0.25~0.75 mg/kg，但效果不如前者。也可以雾化吸入布地奈德，雾化吸入每次 0.5~1.0 mg，每日 2 次，可以与沙丁胺醇和异丙托溴胺一起吸入。

3.氨茶碱

小儿慎用，氨茶碱是茶碱和乙烯二氨组成的一种复合物，易溶于水。氨茶碱具有较明显中枢性呼吸刺激作用，可加强呼吸肌收缩，在急性重症哮喘发作时，氨茶碱仍为有价值药物。氨茶碱的支气管舒张效应与其血药浓度间呈明显的正相关，由于氨茶碱的有效剂量和中毒剂量相近，应用时需进行血清氨茶碱浓度测定。

4.硫酸镁

镁离子舒张支气管的机制未完全清楚，一般认为镁能调节多种酶的活性，能激活腺苷酸环化酶，使三磷酸腺苷生成环磷腺苷（cAMP），提高 cAMP/cGMP 的比值，使肥大细胞介质不易释放，能激活低下的肾上腺素能受体功能，并降低支气管平滑肌的紧张度，使支气管扩张而改变通气情况，故目前硫酸镁在哮喘急性发作中正在取得一定地位，特别是对常规药物治疗无效者，是较安全治疗哮喘的药物，一般在静脉注射后 20 min 有明显支气管扩张作用，尤其对极度烦躁患儿有一定镇静作用，儿童用量为每次 0.025 g/kg（25%硫酸镁每次 0.1 mL/kg）加 10%葡萄糖注射液 20 mL 在 20 min 内静脉滴注，每日 1~2 次，用以上剂量静脉注射比较安全，但注射时仍应注意其呼吸、血压变化，少数患儿可出现乏力、胸闷、呼吸减弱、呼吸困难，可用 10%葡萄糖酸钙静脉注射。

（四）抗心力衰竭治疗

低氧血症、高碳酸血症、酸中毒可导致肺动脉痉挛—肺动脉压力增高—充血性心力衰竭。同时双肺严重气肿—心舒张功能受限—体循环、肺循环瘀血—心力衰竭加重。抗心力衰竭的原则是吸氧、镇静、强心、利尿及减轻心脏前后负荷。

（五）抗生素

有细菌感染指征，可给予抗生素。勿大量、长期使用，否则青霉素类药物可增加气道的敏感性。红霉素类药物对气道反应性影响不大，但可减慢氨茶碱的代谢。脱水及肾上腺素治疗后，外周血白细胞可明显增多，应与感染相鉴别。胸部 X 线摄片，斑点状肺不张可与肺炎相混淆。

（六）气管插管及机械通气

对以上治疗无反应的呼吸衰竭患儿，需用呼吸辅助通气治疗。

机械呼吸的指征：①持续严重的呼吸困难；②呼吸音降低到几乎听不到哮鸣音及呼吸音；③因过度通气和呼吸肌疲劳而使胸廓运动受限；④意识障碍、烦躁或抑制甚至昏迷；⑤吸入 40%氧气后发绀毫不缓解；⑥$PaCO_2 \geqslant 8.6$ kPa（65 mmHg）。

机械通气的目的是在尽量减少气压伤的基础上足够的氧合和维持通气直至其他治疗充分显效。

哮喘持续状态的诊治要点：哮喘持续状态是儿科一种常见的、对一般支气管舒张药治疗无效并发展为呼吸衰竭的致死性哮喘。虽然病情严重者对生命构成威胁，但绝大多数患儿经及时抢救能完全恢复。哮喘发作的主要病理生理改变为气道阻力增高，以及因此而产生的肺气肿和通气血流比例失调。在疾病早期，由于缺氧和死腔增大，每分钟通气量代偿性增加，导致动脉血 CO_2 降低；随着呼吸功增加、代偿机制的恶化和 CO_2 产生量增多，最终引起二氧化碳潴留。缺氧、二氧化碳潴留和酸中毒可引起继发性心力衰竭和循环衰竭。

哮喘发作大多继发于呼吸道感染，哮喘持续状态者主要表现为进行性呼吸困难加重、频繁咳嗽和喘鸣。如在呼吸困难加重基础上出现肺部呼吸音及喘鸣音消失，奇脉压差大于 10 mmHg，提示气道严重阻塞，需急诊监护和干预。对以往有严重哮喘发作，皮质激素依赖病史者应特别注意。对初次哮喘发作者应注意鉴别气道异物、小儿特发性肺纤维化、支气管肺发育不良。

对于以往有哮喘发作住院史、近期频繁使用β受体激动药、在积极控制哮喘治疗中出现呼吸衰竭症状、气胸以及高碳酸血症者，应考虑收入 ICU 救治。哮喘持续状态的监护内容与毛细支气管炎和重症肺炎基本相同，但应注意其动脉血 CO_2 分压（$PaCO_2$）的意义与肺炎有所不同。由于哮喘影响通气较为突出，其血气分析 $PaCO_2$ 对通气状态变化较为敏感。监测 $PaCO_2$ 有助于了解患儿通气的代偿能力或治疗后通气改善情况。在轻至中度哮喘发作患儿中，$PaCO_2$ 一般不高或略降低；如果其 $PaCO_2$ 水平高于正常，则提示患儿处于通气失代偿边缘，或已进入极危重期，应给予积极干预，密切注意病情动态变化。对于血气分析结果持续不缓解者，应及时检查肺部体征和动态随访 X 胸片，了解其是否出现气胸等并发症。哮喘发作期发生的气胸多为张力性气胸，应及时发现和处理，否则极易导致患儿死亡。

（邹国涛）

第四节　气管异物

气管异物是较常见的儿童意外急症，也是引起 5 岁以下小儿死亡的常见原因之一。据统计，气管异物 7 岁以内儿童多见，尤其以刚学会走路到 2 岁的小儿发病多，病死率高。这是由于小儿的生理特点决定的，小儿的气管与食管交叉处的会厌软骨发育不成熟，功能不健全，容易将口含物吸入气管内引起气管阻塞，导致窒息。婴幼儿由于牙齿未萌出或萌出不全，咀嚼功能未发育成熟，吞咽功能不完善，气管保护性反射不健全。异物落入气管后，最突出的症状是剧烈的刺激性呛咳，由于气管或支气管被异物部分阻塞或全部阻塞，出现气急、憋气，也可因一侧的支气管阻塞，而另一侧吸入空气较多，形成肺气肿，较大的或棱角小的异物（如大枣）可阻塞大气管，短时间内即可发生憋喘死亡。还有一种软条状异物（如酸菜条）吸入后刚好跨置于气管分支的嵴上，像跨在马鞍上，虽只引起部分梗阻，却成为长期的气管内刺激物，患儿将长期咳嗽、发热，甚至导致肺炎、肺脓肿形成，甚至危及生命。

一、临床表现

突发刺激性咳嗽、反射性呕吐、声音嘶哑、呼吸困难，患儿张口可听到异物冲击声。如异物堵住了喉部、气管处，患儿面色发绀、气喘、窒息，很快呼吸停止；如异物堵住左右主支气管分叉处，可导致一侧肺不张，呼吸困难逐渐加重，抢救不及时也很快呼吸停止。

二、诊断及救护措施

及时的诊断和处理是抢救成功的关键，医师也应该向家长普及相关的救护知识。

（一）拍背法

让小儿趴在救护者膝盖上，头朝下，托其胸，拍其背部，使小儿咳出异物。

（二）催吐法

用手指伸进口腔，刺激舌根催吐，适用于较靠近喉部的气管异物。

（三）迫挤胃部法

救护者抱住患儿腰部，用双手示指、中指、环指顶压其上腹部，用力向后上方挤压，压后放松，重复而有节奏地进行，以形成冲击气流，把异物冲出。此法为美国海姆立克所发明，故称"海姆立克急救法"。

上述方法未奏效，应分秒必争尽快送医院耳鼻喉科，在喉镜或气管镜下取出异物，切不可拖延。

三、预防

教育儿童养成良好卫生习惯，不要随意把异物放到嘴里，以免误吸入气管。进食时避免打闹、说话，以防食物呛入气管。家长不应将硬币、瓜子、花生等放在小儿能够着的地方。

四、小儿气管、支气管异物误诊的原因及对策

气管异物是小儿时期的常见意外，对气管、支气管异物的正确诊断是治疗成功的关键。但是，由于小儿的特殊性，病史不详，往往以发热、咳嗽等症状就诊。如临床医师对本病警惕性不高，则容易误诊。

误诊原因：①家长不在现场，婴幼儿太小，不会表达，较大儿童因害怕挨骂而隐瞒病史，故异物进入史不详；②经诊医生对呼吸道异物缺乏认识和经验，花生、瓜子等植物性异物含游离脂酸，对黏膜的刺激性大，易引起弥散性炎性反应，且异物存留时间愈久，反应愈重，故易将炎症等并发症当作病因治疗，久治不愈；③X 线胸片或胸透检查报告阴性，异物引起的症状不明显或不典型时，轻易排除呼吸道异物，因瓜子、花生类X 线透视不能显示异物阴影，特别是气管异物或细小异物未造成呼吸道阻塞时，阳性率甚低，因此，常导致临床误诊。

预防误诊对策：①病史最重要，应详细追问异物吸入史或异物接触史，以及痉挛性呛咳、剧烈阵咳、声嘶、气急、发绀等症状，尤其是进食或玩耍中突然发生上述症状者应高度怀疑；②X 线胸片报告肺不张、肺气肿、纵隔摆动等现象，即使异物进入史不详，也应警惕异物存在；③对有明确异物进入史的患儿，即使 X 线检查多次为阴性，仍不能放弃气管、支气管异物的诊断，应结合临床症状和体征综合分析，如听诊哮鸣音、呼吸音减弱、气管前壁异物拍击音、撞击感等，警惕异物存在；④对反复发作肺炎、肺不张、肺气肿或迁延性肺炎而治疗效果不佳者，应怀疑有气管、支气管异物。

（邹国涛）

第八章　特殊儿童的康复与训练

第一节　物理治疗

物理治疗可以分为两大类：一类以力学因素及运动形式为主要手段，其基本治疗方式是利用物理疗法中的力学因素，如通过徒手或应用器械等进行的运动训练，以达到治疗伤、病、残患者，恢复或改善功能障碍的方法，称为运动疗法；另一类是以其他物理因子为主要治疗手段的疗法，称为物理因子疗法，其主要治疗方式是利用电、光、冷、热、磁、水等物理因子来刺激人体的生理功能，从而达到改善血液循环，促进新陈代谢的目的。按照现代康复医学的观点，物理治疗以运动治疗为主，以物理因子治疗为辅。

一、运动疗法

运动疗法是物理疗法的核心，是依据生物力学、人体运动学、神经生理与神经发育学的基本原理，利用力学的因素对运动功能障碍的患者进行针对性的治疗与训练，以保持、重新获得功能或防止继发功能丧失为目的的重要治疗方法。运动疗法在特殊儿童的康复与训练中具有重要地位。

运动疗法是根据疾病的特点和患者的功能情况，由治疗师徒手或借助器械以及患者自身的力量，通过主动或被动的活动使患者局部或整体的功能改善，从而达到预防、治疗疾病和改善功能障碍的方法。运动疗法包括肌力训练、关节活动度训练、关节松动术、平衡训练、协调性训练等，这些治疗措施在促进患者康复方面发挥着重要作用。

尽管运动治疗的不同形式有其特定的要求，但是作为运动疗法这一范畴下的各种运动治疗方式又有其需要注意的基本问题，概括起来有以下 3 点。①治疗场所的选择。选择的治疗场所除了注意最基本的安全问题之外，还要注意治疗场所的周边环境。应该选择空气清新、环境明亮优雅、使人心情愉快的环境。②儿童在治疗前的准备。儿童的着装应有利于运动训练的顺利进行。例如，接受治疗的儿童应该穿宽松的衣服，特别是受累部位；不要穿拖鞋及底滑的鞋；尽可能少地佩戴其他饰品，一是防止饰品损坏，二是防止对治疗师及儿童本人造成不必要的损伤；训练前，儿童还应该把大小便排泄干净，以防训练时内急；在进行运动治疗之前，如果儿童的体力允许，应做一些适当的热身运动，这样有利于接下来的运动治疗。③运动训练的开始时间。身体虚弱的儿童应避免醒后立即训练，因为在睡醒后的 30~60 min 内，人体的功能状态还未唤醒到最佳程度。

（一）肌力训练

肌力是指骨骼肌收缩时产生的最大的力。根据收缩强度的不同，徒手检测法人为地将肌力划分为 6 级，即 0~5 级。0 级为无可测知的肌肉收缩，5 级为正常肌力，其他几级都属于肌力减弱，需进行肌力训练，以改善运动功能。肌力训练就是增强肌肉收缩力量的运动训练，它适合的目标人群是由各种原因引起的肌肉萎缩导致的肌力下降患者。肌力训练可以使患者肌肉的结构形态及功能发生适应性的变化，如肌肉体积增大、肌纤维增粗、肌肉的功能系统处于良性运作状态等。

1.方法

肌力训练应该采取什么方法进行，这要根据肌力测评的结果和患者的具体情况来确定。当肌力为 3 级或以下时，治疗师可采用肌肉电刺激、辅助运动、负荷运动、主动运动等方法增强患者肌力；当肌力为 3 级以上时，治疗师可采用抗阻训练法来增强患者的肌力。抗阻训练法是指在肌肉收缩时给予阻力负荷以提高该肌肉的肌张力，这是增强肌力的基本训练方式。阻力负荷的大小要依训练肌群的现有肌力及具体情况而定，具体的抗阻训练方式有以下 3 种。

（1）等长抗阻训练：等长抗阻训练是指利用肌肉等长收缩的特性进行的抗阻训练。肌肉等长收缩是指肌肉收缩时，肌肉长度不变，肌张力明显升高，肌力显著提高，但不产生关节活动的运动。等长抗阻训练又称为静力练习，它主要适用于关节损伤、疼痛、骨折、手术后制动等情况，可防止失用性萎缩的发生，保持和促进患者肌力恢复，改善运动功能。

（2）等张抗阻训练：等张抗阻训练是指当肌肉运动时，作用于肌肉上的阻力负荷不再改变，张力也很少变化，关节产生向心性运动和离心性运动。该法又称为动态性外阻力训练法，它适用于肌力在 3 级以上且无运动禁忌证的肌力减弱者。

（3）等速抗阻训练：等速抗阻训练又称等动抗阻训练，该训练是在专门的等速运动测定训练仪上进行的。该训练仪可设定肢体在训练时运动的角速度，保证在肢体运动的全过程中在遇到的阻力随时变化的情况下运动的角速度不变，使运动肢体肌肉的肌张力保持最佳状态，从而达到最好的锻炼效果。

2.注意事项

在肌力练习中，要注意以下几个方面的问题。

（1）注意控制运动量与训练节奏：运动量和训练节奏的控制应该遵循疲劳和超量恢复的原理。超量恢复是指充分训练后的肌肉组织的能量物质储备较训练前有所提高。每次肌力练习应该使被训练的肌肉感到疲劳，随后要进行充分的休息，使肌肉组织出现超量恢复，在超量恢复的阶段进行下一组的练习。还可以通过了解儿童在训练时的主观感受以及他们对继续进行训练的情绪和信心来控制运动量和训练节奏。

（2）在无痛状态下训练：肌力训练中如果发生了疼痛，可视为运动量过大或运动方式不当，是损伤加重的信号。肌肉出现疼痛会明显阻碍肌肉的收缩，导致肌力训练不能取得很好的效果。

（3）密切关注心血管的反应：当肌肉进行等长收缩时，可能会引起心率和血压突然升高，这种升压反射与肌肉收缩的强度有着密切的关系，所以在对有心血管系统疾病的儿童进行肌力训练时，一般需要避免最大强度的练习，尽可能少用闭气使劲的方法。

（4）充分沟通、及时反馈：训练前应该让儿童充分了解训练的目的和作用，消除儿童心理上的疑虑；训练过程中，要经常给予儿童语言上的鼓励，通过不同方式显示当时训练的效果，以增强他们长期坚持训练的积极性和主动性；训练后，要对训练的效果以及训练中存在的问题进行及时的评价和总结，并反馈给儿童，如果有可能的话可向儿童讲解其中的机制。

（二）关节活动度训练

关节活动度（ROM）又称关节活动范围，是指关节运动时所通过的运动弧或转动的角度。关节活动度有主动活动度和被动活动度之分，通常所说的关节活动度是指被动活动度，即在身体放松的状态下，某关节可被移动的最大范围。受试者自己主动活动某关节可达到的最大范围为主动活动度。一般来讲被动活动度大于或等于主动活动度，但有时也表现为后者大于前者，可能为受试者努力忍受关节疼痛所致。

关节活动度训练是运动疗法中最基本的治疗技术之一。不仅关节本身的外伤或疾病可以导致关节活动度受限，关节以外的损伤也可以继发性地引起关节活动范围受限。有时，即使儿童尚未发生关节活动范围受限，但是为了防止伤病发展波及关节，也应该预先采取相应的措施，防止出现关节活动范围受限。关节活动度训练可以防止关节挛缩和粘连，恢复或改善关节功能，因此广泛应用于骨折固定后、关节脱位复位后、关节炎和肢体瘫痪等患者。有时也可为了防止继发性的关节活动受限而进行相关的训练。

1.方法

关节活动度训练是改善和维持关节的活动范围，促进患者恢复功能性活动的一种重要的康复治疗技术。关节活动度练习方法很多，出现关节活动度障碍时，选择的方法要视关节的具体情况而定。

（1）被动关节活动度训练（PROM）：根据关节运动学原理，利用机械、治疗师或患者的另一肢体作用所产生的外力使受训关节向各个方向活动，从而维持关节的活动范围，预防关节挛缩。

（2）肌肉牵拉法：治疗师缓慢地使患者的某一关节被动活动到其活动范围的极限，然后固定关节的近端部分，牵拉关节的远端部分，使缩短的软组织拉长，以增加关节活动范围，也可由患者自己依靠一定姿势主动进行牵拉。牵拉力应柔和、缓慢且持久，使软组织产生足够的张力又不引起疼痛。牵拉应持续 20 s 以上，重复 3 次。目前认为，缓慢持续牵拉促进关节功能恢复的机制为：长时间牵拉肌肉可使肌梭的兴奋性降低，牵张反射最小，从而降低静态肌张力，使肌腱松弛，关节活动度增加。功能位牵拉法实际上是典型的静态持续牵拉训练方法。

（3）本体感觉神经肌肉易化技术（PNF）：通过刺激机体本体感觉器官而达到改善关节功能的目的。在关节活动训练中，常用的为收缩—放松技术和主缩肌收缩—放松技术。

收缩—放松技术的操作要点是：先被动牵拉关节肌肉，然后抗阻等长收缩 6~8 s，再放松，然后进一步被动牵拉肌肉，程度以关节稍感疼痛为宜，再重复进行上述操作。该过程反复进行 3~6 次，每周进行 3~5 次，关节活动度可逐渐扩大。该方法是通过兴奋肌腱上的高尔基腱器官，抑制肌肉的牵张反射而实现增大关节活动度的功能的。

主缩肌收缩—放松技术的操作要点是：牵拉限制关节活动的肌肉，同时与之拮抗的肌肉主动收缩，保持 20 s，然后受牵拉肌肉收缩 6~8 s，再放松，然后进一步牵拉关节肌肉，再至下一收缩—放松循环，其原理是使拮抗肌交互抑制的肌肉放松，从而促进关节活动度的增大。

（4）持续被动关节活动练习（CPM）：应用持续被动关节活动训练器被动活动四肢关节的一种练习方法，可通过预先设定关节活动范围、运动速度、持续时间等指标，使关节活动在无痛范围内进行。

持续被动关节活动练习适用于各种关节骨折术后、关节炎症、关节挛缩松解术后、关节组织韧带术后的患者，尤其是处于术后早期和炎症活动期，宜缓慢、小范围、持续长时间被动活动关节的患者。关节活动恢复或炎症缓解后，可逐渐增加运动速度，缩短运动时间，扩大运动范围。训练每日进行 1 次，持续 1~2 周。CPM 可在术后立即应用，但多在术后 2~3 d 开始。CPM 扩大关节活动度的机制为通过缓慢、持续、反复的运动防止关节周围组织粘连、挛缩；通过关节面相对运动和关节腔内的加压与减压交替变化，保持关节软骨营养，防止退变；增加关节韧带的修复能力；抑制疼痛。

（5）主动关节活动度训练：多借助器械进行，如滑轮、肩轮、肩梯、踝关节训练器、肋木、体操棒等，也可让患者主动进行伸展练习。主动关节活动度训练与实际生活活动密切相关，因而在机体功能恢复方面有更大的意义。

（6）辅助的关节活动度训练方法：温度较高时可以增加关节的 ROM，因此 ROM 练习常与一些有温热解痉效应的理疗技术（如可使深部组织的紧张度降低的超短波）结合使用；还可使用抗炎镇痛剂（如口服或局部外用药物）以达到止痛、抗炎和放松肌肉的作用。这些方法均可与牵拉等方法配合应用。

2.适应证

关节活动度训练的适应证包括：①关节、软组织、骨骼损伤后疼痛；②骨科术后长期制动；③各种疾病所致肌力、肌张力异常；④关节周围软组织瘢痕、粘连、水肿。

（三）关节松动术

关节松动术是现代康复治疗技术中的基本技术之一，是用来治疗关节功能障碍（如疼痛、活动受限或僵硬）的一种非常实用、有效的手法操作技术，是运动疗法的重要组成部分，具有针对性强、见效快、患者痛苦小、容易接受等特点。

关节松动术是治疗者在关节活动范围内完成的一种针对性很强的手法操作技术，属于被动运动范畴，其操作速度比推拿速度慢，在应用时常选择关节的生理运动和附属运动作为治疗手段。

关节的生理运动是指关节在生理范围内完成的运动，可以主动完成，也可以被动完成。关节的附属运动是指在自身及其周围组织允许的范围内完成的运动，是维持关节正常活动不可缺少的一种运动，一般不能主动完成，需要其他人或对侧肢体的帮助才能完成，如关节分离、髌骨的侧方移动等。

任何一个关节都存在附属运动，当关节因疼痛、僵硬而活动受限时，其生理运动及附属运动均受到限制。在生理运动恢复后如果关节仍有疼痛或僵硬，可能是因为附属运动尚未完全恢复正常。通常在改善生理运动之前，先改善附属运动，而附属运动的改善又可以促进生理运动的改善。

1.手法等级

关节松动术的一个最大特点是可以对操作者施加的手法进行分级。这种分级具有一定的客观性，不仅可以用于记录治疗结果，比较不同级别手法的疗效，也可以用于临床研究。

2.治疗作用

（1）缓解疼痛。①力学作用：促进关节液流动，增加关节软骨和软骨盘无血管区的营养，缓解疼痛，防止关节退变。②神经作用：抑制脊髓和脑干致痛物质的释放，提高痛阈。

（2）改善关节活动范围：关节松动术，特别是在运用Ⅲ、Ⅳ级手法时，直接牵拉了关节周围的软组织，因此可保持或增加关节的伸展性，改善关节的活动范围。

（3）增加本体反馈：关节松动后可以反馈关节的静止位置、运动速度及变化、关节的运动方向、肌肉张力及变化等感觉信息。

3.适应证

任何力学因素（非神经性）引起的关节功能障碍，包括疼痛、肌肉紧张及痉挛、可逆性关节活动降低、进行性关节活动受限、功能性关节制动等。

4.禁忌证

关节活动过度、关节肿胀、炎症、肿瘤及未愈合骨折等。

5.操作程序

（1）患者体位：患者应采用舒适、放松、无痛的体位。

（2）治疗者位置：治疗者应靠近患者病变的关节，一手固定关节的一端，另一手松动另一端。

（3）治疗前评估：操作前，治疗师应先对拟治疗的关节进行评定，分清具体的关节，找出存在的问题（疼痛、僵硬）及其程度，然后根据问题的主次选择有针对性的手法。当疼痛和僵硬同时存在时，可先用小级别手法（Ⅰ级、Ⅱ级）缓解疼痛后，再用大级别手法（Ⅲ级、Ⅳ级）改善活动。治疗中要不断询问患者的感觉，根据患者的反馈来调节手法强度。

（4）手法应用。

1）手法操作的运动方向：可以垂直或平行于治疗平面。治疗平面是指垂直于关节面中点旋转轴线的平面。分离操作应垂直于治疗平面进行，滑动和长轴牵引操作应平行于治疗平面进行。

2）手法操作的程度：不论是附属运动还是生理运动，手法操作均应达到关节活动受限处。治疗疼痛时，手法应达到痛点，但不超过痛点；治疗僵硬时，手法应超过僵硬点。操作中，手法要平稳、有节奏。不同的松动速度产生的效应不同，小范围、快速度可抑制疼痛；大范围、慢速度可缓解紧张或挛缩。

3）手法操作的强度：不同部位的关节，手法操作的强度不同。一般来说，对活动范围大的关节（如肩关节、髋关节、腰椎等），手法的强度可以大一些，移动的幅度要大于活动范围小的关节（如手腕关节和颈椎）。

4）治疗时间：治疗时每一种手法可以重复 3~4 次，每次治疗的总时间为 15~20 min。根据患者对治疗的反应，可以每日或每隔 1~2 d 治疗一次。

（5）治疗反应：一般治疗后即感到舒服，症状会有不同程度的缓解，如有轻微的疼痛多为正常的治疗反应，通常在 4~6 h 后应消失。如第 2 日仍未消失或较前加重，提示手法强度太大，应调整强度或暂停治疗 1 d。如果经 3~5 次正规治疗后症状仍无缓解或反而加重，应重新评估，调整治疗方案。手法治疗有时也可以引起疼痛，轻微的疼痛为正常的治疗反应。若治疗 24 h 后疼痛仍不减轻，甚至增加，说明治疗强度过大或持续时间过长，应降低治疗强度或缩短治疗时间。

（四）平衡训练

平衡是指人体在静止或受到外力作用时能自动地调整并维持姿势的能力。人体进行正常的活动需要良好的姿势控制，即保持身体平衡的能力。保持平衡一方面依靠感觉，包括外感受器、本体感受器和特殊感觉器官（如眼和前庭）的整合；另一方面依靠运动系统和固有姿势反射的整合。当感觉、运动或前庭系统受损时，平衡均有可能受到影响。平衡反应、保护性伸展反应、跨步及跳跃反应等都是从小就学会的，是一种自动反应，平衡所提供的稳定性对一切技巧活动都是必需的。平衡状态的维持是通过对姿势的自动调整来完成的。人体的平衡功能包括坐、立、行三种状态的功能，即静态的稳定性（I 级平衡）和动态的协调性（II 级平衡），同时还包括在三种状态下的抗干扰能力（III 级平衡）。

平衡训练就是维持和发展平衡功能所采取的锻炼方法。平衡训练可分为静态平衡训练和动态平衡训练。健康人的平衡维持功能是正常的，并且处于下意识维持状态中。因此，平衡训练除训练患者有意识地、随意地控制平衡外，还应进行下意识的平衡训练。平衡训练不仅适用于有神经疾患的患者，也适用于下肢骨折、软组织损伤或手术后的患者。

1.方法

（1）静态平衡训练：目的是通过肌肉收缩使躯体维持在某一姿势一段时间，以保持静态情形下的平衡。达到静态平衡可以是自己仔细调整的结果，也可以由他人协助摆放于平衡的位置。静态平衡训练由易到难依次为坐位平衡、跪位平衡、站位平衡和单腿平衡的训练，身体的支撑面由大到小，重心由低到高，机体维持平衡所动员的感觉系统、反射活动由简单到复杂。静态平衡训练是基本的平衡功能训练，对静态平衡的评价通常以静态平衡的保持时间表示，能维持 6~10 s 者为正常。

（2）动态平衡训练：是指患者在有功能需要或受到外力作用的情况下，有意识或无意识地通过姿势肌肉的调整，保持机体于平衡状态的能力训练。这种训练也可按静态平衡的训练顺序进行。动态训练方法有软地面行走、平衡板练习、步行、游戏、打球、太极拳等，步行可进行前行、左右侧移、后退等不同方向的行走，也可在日常生活活动中练习。

常用的方法是治疗师施力于患者，诱发其平衡反应，然后让患者在矫正镜的帮助下自己调整平衡。利用平衡仪进行生物反馈训练也是很好的方法：患者可根据平衡仪显示的数据，不断调整自己的姿势。通过这一方法，患者不仅可以了解自己的问题，还能看到自己的进步，有利于增强信心，促进平衡恢复。动态平衡可根据平衡完成的情况来判定，通过平衡仪来评价身体的摆动度是一种比较客观的评价方法。

2.适应证

肌无力、肌痉挛，本体感觉缺失，视、听觉损伤和各种神经系统疾病与外伤引起的平衡功能障碍。

3.训练原则

（1）先易后难，先低后高，先静后动，动静结合。动静态平衡训练应在同一体位下交叉进行，动态平衡训练有利于静态平衡的稳固，静态平衡训练在患者体验平衡感觉促进动态平衡的恢复中发挥作用，从而提高患者的平衡能力。

（2）训练中注意防护，避免失衡摔伤。

（3）对存在严重平衡障碍且恢复较困难者，可使用辅助用具（如手杖、助行器、坐位支架等）协助其日常生活活动的进行。

（五）协调性训练

协调性是指个体产生准确、平稳、有控制的运动的能力。它要求个体按一定质量完成运动，包括按照一定的方向和节奏，采用适当的速度、距离和肌力，达到准确的目标等。不协调通常指运动的不平衡、不准确和笨拙。协调性训练的目的主要是改善个体对主动运动的控制能力，恢复动作的协调性和精确性，提高动作质量。协调性训练的基础是利用残存部分的感觉系统以及利用视觉、听觉和触觉来管理随意运动，其本质在于集中注意力，进行反复正确的练习。协调能力训练广泛用于深部感觉障碍，小脑性、前庭迷路性和大脑性运动失调，以及一系列因不随意运动所致的协调运动障碍。

1.方法

主要是集中患者的注意力，在不同体位下分别进行肢体、躯干、手、足协调性的活动训练，反复进行强化练习。

（1）肢体交替活动：如右臂、左臂交替上举，右臂上举、左臂前屈交替进行，上、下肢交替运动等。

（2）肢体、躯干协调性活动：躯干前倾，上肢前伸，躯干旋转与四肢配合等。

（3）手、足协调性活动练习：如双手交替拍打双腿，对指练习，双脚交替拍打地面等。

（4）全身协调性练习：如功率自行车练习、划船、打球、障碍步行、太极拳等活动都可训练患者的运动协调性功能。

2.适应证

各种原因所致深部感觉障碍者、中枢神经系统损伤后的运动及协调障碍等。

3.训练原则

（1）训练中注意监护，防止跌倒及意外导致的关节损伤。

（2）要注意保持训练活动的趣味性。

（3）对那些协调障碍明显、严重妨碍其他运动活动，进而影响日常生活活动的患者，可提供辅助设施，以减少残疾的发生。

二、物理因子疗法

物理因子疗法是一种应用光、电、声、磁、热、冷、水等物理因子作用于人体以提高人体的健康水平，预防和治疗疾病，促进病后机体康复，延缓衰老的治疗方法。

（一）电疗

1.低频电疗法

治疗电流的频率为 0~1 000 Hz，包括直流电疗、直流电药物离子导入、感应电疗、电睡眠疗法、间动电疗、经皮神经电刺激、超刺激电疗、神经肌肉电刺激、功能性电刺激等。

（1）治疗作用。

1）锻炼肌肉：通过刺激神经、肌肉而引起肌肉收缩，达到锻炼肌肉的目的。

2）镇痛：通过抑制感觉神经的兴奋性而产生较好的镇痛效果。

3）兴奋自主神经：通过兴奋自主神经来调节血管和平滑肌张力。

（2）适应证：各种关节痛、颈肩腰腿痛、伤口痛、足下垂、上肢运动障碍、瘫痪、中枢麻痹和脑血管病后遗症。

（3）禁忌证：皮肤病、妊娠、对电过敏、装有人工心脏起搏器或体内有金属异物。

2.中频电疗法

治疗电流的频率为 1~100 kHz，包括等幅正弦中频电疗、调制中频电疗、干扰电疗、音乐电疗等方法，其治疗作用主要有镇痛、促进局部血液循环、非特异性抗炎、软化瘢痕、松解粘连、调整神经系统功能和锻炼肌肉等。

（1）适应证：瘢痕粘连、肠粘连、肩周炎、肌萎缩、肌痉挛、各种疼痛、周围神经病变、脑血管病后遗症、小儿遗尿症等。

（2）禁忌证：急性炎症、出血倾向、心脏病、佩戴起搏器等。

3.高频电疗法

治疗电流的频率在 100 kHz 以上，包括达松伐电疗、中波疗法以及短波、超短波、分米波、厘米波、毫米波疗法等。

高频电疗的原理是：人体内含有大量离子、胶体粒子等带电物质，这些带电物质在高频电场中会发生快速振荡，偶极子发生急剧旋转或振动，红细胞带电荷颗粒沿电场线分布排列成串球状，从而在组织深部产生内生热和热短效应。因此，高频电疗可以改善血液循环，镇痛，抗炎和提高机体免疫力，促进组织的生长和修复，改善神经系统功能。

（1）适应证：血管闭塞性脉管炎、雷诺病、关节炎、扭挫伤、神经根炎、神经痛、患肢痛、各种炎症、脊髓灰质炎后遗症等。

（2）禁忌证：出血倾向、心脏病、活动性肺结核、恶性肿瘤、佩戴心脏起搏器或体内有金属异物、感知觉障碍等。

（二）光疗

1.红外线疗法

红外线是人肉眼看不见的光线，波长较红光长，一般为 0.76~15 μm。医疗用红外线分为短波红外线（0.76~1.5 μm）和长波红外线（1.5~15 μm）两种。应用红外线治疗疾病的方法称为红外线疗法。

（1）红外线的波长较长，能量低，被组织吸收后引起分子或原子运动加速，从而产生热量，使组织升温，所以红外线的生物效应是热效应。在热效应的作用下，红外线疗法具有以下临床治疗作用。

1）改善局部血液循环：受照射部位温度升高，毛细血管扩张，血流加速，局部血液循环得以改善。

2）促进局部消肿和渗出物的吸收：主要是局部血液循环得到改善后的继续效应，血流加速后可使局部渗出物引流通畅，减轻肿胀程度。

3）加强组织细胞活力及再生能力：血液循环加速，因此新陈代谢旺盛，营养增加，组织细胞的再生与修复加速。

4）镇痛、镇静、减轻肌张力：降低神经末梢的兴奋性而实现镇痛效果，此外，可使骨骼肌兴奋性降低，牵张反射减弱，因此还具有镇静和减弱肌张力的作用。

（2）适应证：亚急性或慢性软组织损伤、扭伤、肌肉劳损，各部位关节痛或慢性关节炎，浅表神经炎和神经痛，周围血液循环障碍、静脉炎、雷诺病、冻疮、血管闭塞性脉管炎，关节功能障碍（做运动治疗前）。

（3）禁忌证：出血倾向、高热、活动性肺结核、严重动脉硬化。

2.可见光疗法

可见光就是人肉眼能看到的光线，波长为400~760 nm，主要包括红、橙、黄、绿、青、蓝、紫7种单色光。应用可见光治疗疾病的方法称为可见光疗法。可见光疗法使用的光主要包括红光、蓝光、蓝紫光，此外还有多光谱疗法。

（1）可见光疗法主要是通过减少人体内胆红素的含量而发挥作用：核黄疸是由于血液中间接胆红素过高引发大脑功能受损而导致的一种疾病，过高的胆红素会导致肝细胞和脑细胞功能受到抑制。胆红素吸收蓝紫光后，一部分变为无毒的胆红素，另一部分变为水溶性低分子物质从尿中排出，最后使血液中胆红素浓度降低。

（2）适应证：核黄疸、佝偻病、皮肤病、季节性抑郁症、户外活动少的人。

（3）禁忌证：对日光过敏者。

3.紫外线疗法

紫外线是光谱中位于紫光之外、波长短于紫光的不可见光线。据紫外线的生物学特点，可分为长波紫外线（UVA）、中波紫外线（UVB）和短波紫外线（UVC）3种。应用紫外线治疗疾病的方法称为紫外线疗法。

（1）治疗作用。

1）杀菌：破坏细菌体内的核酸和蛋白质，使DNA失去正常功能。

2）消炎：浅层组织感染时，紫外线可以直接杀死细菌，同时加强免疫功能。

3）促进局部血流循环：引起血管扩张，使血液循环加快。

4）止痛：对较大面积的皮肤进行紫外线红斑量照射可形成很强的优势兴奋灶，同时抑制旧的兴奋灶，能提高痛阈，从而达到止痛的目的。

5）加速组织再生：促进伤口愈合。

6）脱敏作用：用紫外线对人体进行多次红斑量照射能刺激组胺酶的生成，可用于中和、分解血液中过量的组胺，从而起到脱敏的作用。

（2）适应证：各种感染性炎症、静脉炎、肋软骨炎、营养不良性溃疡、神经炎、神经痛、佝偻病、骨折等。

（3）禁忌证：活动性肺结核、肿瘤、光敏性皮炎、甲亢、肾功能不全、出血倾向等。

4.激光疗法

激光是指在原子、分子体系内通过受激辐射放大而发出的光。应用激光治疗疾病的方法称为激光疗法。

（1）治疗作用。

1）热效应：温度升高可使细胞内酶失活和蛋白变性，使细胞组织受损，发生凝固、碳化和气化。

2）光压作用和压力效应：激光聚集后具有极大的功率密度，会产生很大的辐射压力，造成组织膨胀，结构改变。

3）光效应：人体吸收激光的能量后可产生自由基，从而引起组织分解和电解效应。

4）电磁效应：激光是很强的电磁波，可产生强大的磁场，具有抗炎、止痛、止血、扩血管、加速红细胞生成和伤口愈合的作用。

（2）适应证：哮喘、胃肠功能失调、神经性头痛、关节炎、慢性溃疡、高血压等。

（3）禁忌证：光照性皮肤病、系统性红斑狼疮等。

（三）超声波疗法

超声波是指频率在 20 kHz 以上，不能引起正常人听觉反应的机械振动波。应用超声波作用于人体以达到治疗疾病目的的方法称为超声波疗法。

1.治疗作用

（1）软化、消除瘢痕和松解组织粘连：超声波能使结缔组织胶原纤维束分散，抑制其增生。

（2）解痉和镇痛：超声波刺激神经后可使其兴奋性降低、传导速度减慢，使肌肉组织兴奋性降低、肌张力下降，从而出现解痉和镇痛作用。

（3）抗炎、消肿：超声波的热效应能改善局部血液循环，促进组织对渗出物的吸收。

（4）促进骨愈合：超声波能使骨膜、软骨和骨髓的局部温度升高，血流量增加，故可加速骨折修复过程，促进骨的愈合。

（5）对器官的影响：小剂量能使冠状动脉扩张，改善心肌供血；中剂量能促进胃肠蠕动和分泌功能。

（6）治疗肿瘤：大剂量、多声头聚焦可使局部组织产生高温以杀伤肿瘤细胞。

2.适应证

各种神经炎、神经痛、患肢痛、肩周炎、扭挫伤、注射后硬结、血肿、带状疱疹、硬皮病、强直性脊柱炎、骨折延迟愈合、脑出血、脑血栓、冠心病等。

3.禁忌证

高热、活动性肺结核、严重心脏病和肿瘤、出血性疾病、消化道溃疡患者慎用，小儿骨骺、头、眼、甲状腺、肝脏和生殖器、孕妇腹部等部位要慎用。

（四）磁场疗法

应用磁场作用于机体、经络穴位治疗疾病的方法称为磁场疗法，主要包括恒动磁、脉动磁、交变磁治疗等方法。

1.治疗作用

（1）抗炎、消肿作用：磁场能改善血运，从而促进渗出液的吸收及炎性产物的排出，并能提高机体免疫力，抑制致病菌，因而有利于炎症的消散与水肿的消除。

（2）镇痛作用：磁场可降低末梢神经的兴奋性，阻滞感觉神经的传导，提高痛阈；血运改善可使致痛介质被移除；提高某些致痛介质水解酶的活性，使致痛介质转化；缓解肌肉痉挛。

（3）中枢作用：磁场能抑制中枢神经兴奋性，改善睡眠，调整自主神经功能。

（4）降压作用：磁场能降低血管紧张度和血液黏度，改善微循环，降低外周阻力，使血压下降。

（5）软化瘢痕与松解粘连：磁场能抑制成纤维细胞生长及纤维化，可使瘢痕由硬变软，颜色变浅。

（6）对肿瘤的作用：磁场强度达到一定阈值时，对肿瘤细胞有抑制、退化和变性的作用，其机制主要是抑制肿瘤细胞中脱氧核糖核酸（DNA）的合成，故强磁场可用于治疗肿瘤。

（7）磁处理水的溶石、排石作用：经研究发现，磁处理水溶解碳酸盐结石的能力是自来水的 1.5~2 倍，因此其可使原来较松软的结石破碎，使原来较坚硬的大块结石变小。

2.适应证

软组织损伤、软组织炎症、关节炎、神经痛、乳腺小叶增生、腰背肌筋膜炎、胃肠功能紊乱、溃疡病、支气管哮喘、胆石症、网球肘、肋软骨炎、高血压、面肌抽搐、痛经等。

3.禁忌证

出血倾向、皮肤溃疡、高热、孕妇、心力衰竭、恶性肿瘤晚期及恶病质患者及植入心脏起搏器者。

（五）冷冻疗法

冷冻疗法分冷疗法和低温疗法两种。

1.冷疗法

冷疗法是指应用比人体体温低的物理因子（如冷水、冰块等）刺激机体治疗疾病的方法。

（1）治疗作用。

1）解痉、镇痛：冷疗可以降低肌肉的兴奋性，具有解痉作用；通过使末梢神经感受性下降和感觉神经传导速度减慢而产生镇痛作用。

2）减轻或防止渗出：冷疗可使皮肤小血管收缩，血流减慢，毛细血管渗透性改变，局部渗出减少，有利于损伤组织的修复。

3）降低局部组织代谢：这是因为局部血液循环减弱，神经反应降低，肌肉收缩减弱之故。

4）对全身的影响：瞬间冷刺激可使神经兴奋，较长时间的冷刺激可使神经受到抑制，传导速度减慢，细胞代谢降低，血管收缩，肌肉舒缩速度下降。

（2）适应证：软组织急性创伤、蚊虫咬伤（24 h 内）、急性烧伤、化脓性炎症（浸润早期）、高热、中暑、下肢痉挛等。

（3）禁忌证：动脉栓塞、雷诺病、系统性红斑狼疮、脉管炎、动脉硬化、局部循环障碍、皮肤感觉障碍、对冷过敏等禁用。老人、婴幼儿、恶病质者慎用。

2.低温疗法

低温疗法是指应用制冷物质或冷冻器械产生的低温作用于机体以治疗疾病的方法。

（六）传导热疗法

1.类别

（1）石蜡疗法：利用加热的石蜡为温热介质，将热传导至机体达到治疗目的的方法。

（2）湿热袋敷疗法：湿热袋敷疗法属于热敷的一种，是通过传导方式将湿热袋的热量和水蒸气作用于治疗部位以治疗疾病的方法。该疗法具有良好的保温和深层热疗作用，尤其适用于缓解慢性疼痛性疾病。

（3）热气流疗法：利用强烈的干燥热气流作用于治疗部位或全身的热疗方法，又称干热空气疗法。其特点是不含水分，因此患者更易耐受高温治疗。

2.适应证

扭挫伤、肌肉劳损、关节功能障碍、关节强直、关节炎、瘢痕、挛缩、手术后粘连、冻疮。

3.禁忌证

出血倾向、传染性皮肤病、婴儿、恶性肿瘤、活动性肺结核。

（殷　琴）

第二节　作业疗法

一、概述

（一）作业疗法的作用和意义

由于其先天或后天不良因素的影响，特殊儿童在身心发育、生活生存技能、职业技能的获得等方面与正常儿童相比存在着较大的差异，因此作业疗法是弥补其自身不足的一个有效途径。其作用和意义包括以下4点。

1.提高对动作的控制能力

作业疗法可以有效地增强儿童手的灵活性及眼和手的协调性，提高儿童对动作的控制能力，改善其日常生活能力。

2.获得生活技能，提高生活质量

作业疗法是具有生产性质的活动，可以发展特殊儿童与生活密切相关的多种能力，如生活自理能力、工作技能、对外界环境的适应力和影响力、休闲娱乐技能和社交能力，有利于提高特殊儿童的健康水平和生活质量。

3.充分展示儿童的创造力

一些生活活动技能的获得，对正常儿童而言可能是轻而易举的，但对特殊儿童来说就可能是一项创造性的活动。通过作业疗法，治疗师可以帮助特殊儿童跨越生活障碍，充分发挥儿童的创造力。

4.客观评估自我

通过丰富的作业活动实践，特殊儿童可以亲身体会到自己的功能状态，从实践中发现自己能做到的和不能做到的事情。

（二）作业疗法的特点

作业疗法大多属于主动治疗的范畴，有利于调动患儿治疗的主动性和积极性。其特点如下。

1.治疗内容与现实生活活动密切相关

作业活动的内容源于生活，各种活动就是生活本身，是一个人进行基本生活所必需的活动。

2.治疗形式有较强的适应性

作业疗法形式多样，生动直观，操作规程大多不复杂，条件限制不严格，可以满足各类特殊儿童多层次的康复需要。

3.治疗过程要求患儿主动参与

特殊儿童在作业治疗中主动参与的成分更多，如用黏土进行模仿雕塑的作业活动，治疗者只需作简单的说明或示范即可，整个作业过程可以完全由儿童自己来完成，以最大限度地展现自我。

4.作业结果具有激励作用

作业活动往往能让参与者及时看到其作业的成果，进而从中获得成就感。有的成果会成为具有使用价值的产品，如一件精致的手工艺品就是一件商品，是残障者职业发展和社会化的载体。

二、作业疗法与物理疗法的关系

（一）共同的治疗目的

1.首选物理疗法

物理疗法是利用物理因素和运动进行治疗，而作业疗法是利用材料、工具、器械作业进行治疗，两者在治疗目的上有许多是共通的。例如，以恢复上肢肌力为目的的康复治疗，在瘫痪程度较严重、不能使用工具的阶段，应以物理疗法为首选。当肌力为0级时，可利用物理疗法的功能再训练，以低频电刺激进行被动运动，以治疗师的徒手被动运动等防止患者肌肉变形及进行肌力增强训练。当肌力达3级时，可考虑使用各种辅助装置（自助具，工具柄的改造，器械上安装吊带、弹簧）在作业台上进行作业治疗。总之，在发病初期瘫痪严重的情况下，物理疗法易于施行；恢复到一定程度后，作业治疗也可使肌力增强。

2.实施作业治疗

物理治疗熟练后，应实施作业治疗，原因如下。

（1）引起患者的兴趣：同样的动作，如以物理疗法进行则枯燥无味，作业疗法则能引起患者的兴趣。例如，患者为脊椎压缩性骨折，仅遗留有腰痛。为改善其腹肌、背肌肌力及脊柱活动范围，应进行躯干的前后屈曲运动。若按照物理治疗师喊口令进行的背部肌肉抗阻运动会很枯燥无味，很难长时间维持。但如果进行作业治疗如锯断木材，这种活动是一种工作，因此较有趣味性。如能利用此木材，由患者亲自再加工制成新的物品（系统的活动），则会更加有趣。在物理疗法上是单调的重复运动，在作业治疗上却成了有趣的工作。具有转换心情、激发劳动热情的作业治疗是物理疗法无法代替的，并且在不知不觉中也培养了患者对劳动的耐久力。

（2）有助于回归岗位的判定：判定患者症状稳定后是否能回归原来的工作岗位，这是医院每日都在进行的工作。康复设施做的是以作业治疗进行恢复身体能力的实验。一般来说，就业身体能力实验能更正确、更详细地判定，这也是以改善社会功能为目的、作为评价的作业治疗的特征之一。与此有关的以保护性生产为目的的作业治疗也有助于判定患者是否可以重新回归岗位。

（3）有助于改善患者的行为模式，预防过早衰老：社会的生活实践减少、睡眠减少等可使患者出现早期衰老及退化，这提示通过有组织地调整环境可以改善这种行为模式。这种情况不仅仅限于脑卒中患者。如果对精神科的日间医护及肾透析的夜间医护以作业治疗作为一种"鼓励措施"，就能发挥调整、改善身体功能及心理功能的作用。

（4）对失用、失认症的评价及治疗：高层次的大脑功能障碍（如失用、失认障碍等）的恢复是康复的重要内容之一。在治疗上，作业疗法将发挥很大的作用，在心理治疗方面也将成为治疗的重点。

（二）治疗程序的区别

既往人们认为：腰部以上的残疾用作业疗法，腰部以下的残疾用物理疗法。无论物理疗法还是作业疗法，均应着重探讨"对何种残疾用何种治疗方法、指导方法如何为有效"等问题，即：要对此具体实际问题作出研究、探讨，才是正确的方向。物理疗法与作业疗法在日常的治疗中是相重叠的，应将两者向综合或相互渗透的方向发展。无作业治疗的医院，要将上肢恢复纳入物理疗法中，作业疗法也要深入到物理疗法的领域之内。对"患者最希望得到综合的治疗"这一观点，治疗师是不能忽视的。

三、作业疗法的治疗方法

（一）肌力增强训练

作业疗法中的肌力增强训练包括两部分：健侧肌群训练和患侧肌群训练。针对患侧，主要是进行残存肌力的强化训练，达到改善、提高肌力的目的。针对健侧，则是通过训练使其超过原有的正常肌力，以提高代偿能力。

在作业疗法中，治疗师可利用作业活动或对作业活动进行改造设计出不同的抗阻提式，如利用木工、铜板、沙磨板等作业活动为患者提供抗阻、抗重力的主动运动训练。

（二）维持和扩大关节活动度的训练

作业疗法强调早期康复的重要性，即在早期就注意患者体位的变换、良好肢位的保持以及关节的被动运动，从而达到防止关节周围肌肉挛缩的目的。根据作业疗法的特点，治疗师可以设计一些患者感兴趣的作业活动，一方面使患者有兴趣，可产生成功感；另一方面使关节在可动关节活动范围内得到训练，不断扩大关节的活动范围，以达到维持和扩大关节活动度的要求。常见的作业活动，如利用桌面推动滚筒运动或木钉盘的摆放运动，利用两块木钉板摆放的距离远近、位置不同进行水平面的、立体的或躯干双侧对称的运动等都可以使患者的关节活动范围逐渐扩大。

（三）改善协调和灵巧度的训练

治疗师常利用锯木或打磨平板等作业活动来强化患者上肢粗大运动的协调功能，也可让患者进行编纺或利用蛋壳进行镶嵌作业活动，最后制成漂亮的作品等进行灵巧度的训练。根据患者情况的不同，治疗师应调节作业平台的角度及轮椅的位置；还应选择不同型号、不同把柄的磨具，以适应不同患者的需要。

（四）平衡训练

利用套圈、抛沙包等作业活动可进行平衡功能训练。利用平衡板进行平衡训练时，患者站立的姿势可进行以下变化：双脚前后位、双脚左右位（分开）、双脚并拢等，甚至于在平衡板上进行慢速步行。

（五）增强全身耐力训练

作业疗法的训练原则为少负荷、多重复。根据患者的个人状况、兴趣，治疗师应安排较容易或较复杂的作业活动，以达到提高患者全身耐力的目的。

（六）上肢功能训练

偏瘫患者患侧肩关节常出现下降、后缩，甚至脱位，从而导致肩关节的控制能力降低，不能外展、前屈。因此，患者常以过度的肩部上抬或用躯干侧弯加以代偿。早期开始患侧上肢的功能训练可防止上述情况的发生和发展，防止发生肩痛和肩关节挛缩，同时诱发患侧上肢分离运动尽早出现。常用的训练方法有抑制痉挛模式的训练，改善肩关节半脱位、增强肩关节控制能力的训练，上肢分离运动强化训练以及缓解肩关节疼痛的训练等。

（七）认知与知觉障碍的改善训练

治疗师通过增加活动的复杂程度来改善患者的认知和知觉功能，主要包括对注意障碍、转移注意和分离注意的训练等。

（八）日常生活活动训练

日常生活活动训练是非常重要的康复训练内容之一，它可以使者重新建立起生活信心，积极投入到康复治疗中。训练原则从让患者获得最简单的生活能力开始。日常生活活动能力的水平也是判断患者康复及回归社会程度的重要因素。因此，日常生活活动训练绝不是可有可无的，康复医务工作者必须对其予以足够的重视。提高患者的日常生活活动能力也是作业疗法的一个主要工作内容。

（高成洪）

第三节　言语治疗

一、概述

（一）定义

言语障碍包括失语症、构音障碍、儿童语言发育迟缓、发声障碍和口吃等。从事言语治疗专业的人员称为言语治疗师。他们的职责是对有言语障碍的患者进行针对性的检查、评价，从而判断出患者的障碍种类、严重程度、所处的水平阶段，然后制订出相应的训练计划，实施一对一治疗或小组治疗、集体训练，从而使患者的障碍程度减轻，提高其与他人交流的能力，使患者的生活质量得到改善，能够重新回归家庭和社会。

（二）工作流程

1.评定言语障碍的目的

获得患者的客观资料，如患者有无言语障碍，障碍的种类、严重程度，言语障碍的预后情况以及是否适合进行言语治疗等；为进一步详查及诊断提供线索和依据；为制订治疗程序及训练计划提供有效的信息；将所得到的结果写成评价报告，传达给医师及相关科室的人员。

2.评定言语障碍的条件及注意事项

一般急性期患者在发病后1~2个月临床症状变化较快，且病情不稳定，患者的体力及精神状态均较为低下，此时对患者进行详细的言语功能评定较为困难。因此，治疗师可以在床边进行语言症状的问诊、观察，并将问题点与患者、家属或周围的工作人员交流，对看护患者的人员进行指导等。为了避免患者疲劳而影响评定结果，对患者的检查和观察要简单易行。

3.语言训练的形式

语言训练的形式包括个别训练（即一对一训练）、集体训练、家属指导及患者自习等多种形式。

二、言语治疗的常用方法

（一）听力障碍的治疗

1.利用助听器

训练听力障碍儿童佩戴具有音量自动调节装置、性能好的双耳助听器越早越好。儿童越小对助听器越没有抗拒的现象，越容易通过训练形成习惯。

2.听力训练

听力训练指让儿童辨别各种不同声音的训练。此方法的特点是：通过训练把患儿残余的听力应用在交流与学习上，而不是经过训练使儿童恢复听力。训练目的是培养儿童养成注意倾听声音的习惯，发展辨别声音和语言的能力，养成佩戴助听器、听增幅扩大了的音量的习惯，发展患儿对语言的理解能力。

3.发音和说话训练

听障儿童不能像普通儿童练习说话那样来学习说话，但通过训练能够学会说话。虽然音调和语速也许没有正常儿童那样流利，但能使别人听懂自己所说的话。通常训练听障儿童说话的方法有：①利用振动与触觉使患者感受说话时产生的振动，从而区别不同的声音、单字和句子；②利用视觉的辅助、肌肉感觉和本体感觉，使患者感觉到嘴、下巴、舌、唇和喉头等器官的肌肉运动，学习控制说话的能力，控制声音和构音；③利用发音直视装置，学习控制发音的音调、音量。

4.构音和声音异常的矫治训练

矫治构音障碍的第一步是辨音训练，目的是使儿童从语言中找出构音错误，辨听自己构音错误的音与正确音，对构音错误的音给予正确的听觉刺激，并让儿童观察并模仿构音器官的运动；第二步是构音训练，方法是儿童学会正确的语音后，就把该音嵌入到句子中，反复练习直到患儿能正确说出相关音的语句且练熟为止；第三步是在儿童学会该音后，再针对性地学习其他语音。听障儿童的构音训练需借助其他的触觉，尤其是针对音质、语调高低和抑扬顿挫的训练。患儿听觉以外的感觉非常难把握，需要特别耐心地进行练习。

（二）失语症的治疗

1.刺激法

感官刺激是使大脑产生复杂事件的唯一方法，在语言形成过程中，听觉刺激是非常重要的。刺激法是利用强烈、控制和密集的听觉刺激来帮助患者进行语言康复，同时使用视觉和触觉刺激，并且逐渐地增加刺激的复杂度。

2.编程学习法

口头操作被视为是某种或先前情况的口头反应的依赖关系，说话被视为是内在或外在刺激后的条件反应。失用症患者失去了某些控制其行为能力的关系。治疗的目的就是要恢复其失去的刺激与反应间的关系。这些关系会因时间而改变，这是编程学习法的特点。

3.促进实用交流能力的训练

目的是使患者最大限度地利用其残存的能力（语言的或非语言的），以确保患者能有效地与周围人发生有意义的联系，尤其是促进其在日常生活中所必需的交流能力。

（三）构音障碍的治疗

构音障碍治疗的目的是促进患者发声说话，使其构音器官重新获得运动功能。

1.治疗原则

针对患者的表现进行治疗，治疗主要是针对异常的语言表现，而不是针对构音障碍的类型。因此，治疗计划应以语言表现为基础，并兼顾各种不同类型构音障碍的特点进行制订。语言的发生受神经和肌肉控制，而身体姿势、肌张力、肌力和运动协调的异常都会影响到语言发生的质量，故治疗可从改变这些状态开始，以促进患者语言能力的改善。

2.评定注意事项

一般情况下，应按呼吸、喉、腭和腭咽区、舌体、舌尖、唇和下颌运动顺序进行训练。若有特殊情况，应首先分析这些结构和语言产生的关系。治疗从哪个环节开始以及治疗的先后顺序应根据构音器官和构音评定的结果而定。构音器官评定后发现的异常部位，便是构音运动训练的出发点。多个部位的运动障碍要从有利于言语产音的几个部位同时开始。随着构音运动的改善，可以开始构音训练。总之，训练应遵循由易到难的规律。对于轻、中度患者，训练强调患者自身的主动练习，而重度患者则需要治疗师采用手法辅助治疗。

（四）语言发育迟缓的治疗

要根据患儿的语言发育评定结果来制订相应的训练目标、方法和内容。训练时注意以下两个方面。

1.在同一阶段内横向扩展

即患儿通过学习已经掌握了某一阶段的内容后，则可以开始学习这一阶段的其他尚未学习的内容，并以此为基础逐渐扩展到本阶段全部的学习内容。例如，在手势符号阶段，如果患儿能够根据"吃"这一声音做出相应的手势，则可以把其他动作的手势表达作为新的学习内容。

2.向下一阶段水平纵向上升

如果横向扩展训练患儿已经完成并达到训练方案训标，则训练应转向以提高下一个阶段的能力为目标。例如，手势符号的学习已有成效，则可以提高到学习以幼儿语来理解和表达事物的阶段。语言发育迟缓儿童的训练不是简单的、一个阶段就能完成的，它是一个动态的、持续进行的过程。它不仅需要治疗师、家长同时进行训练和治疗，还需要那些与孩子交往过的人和孩子进行交流、互动，这样才能真正达到训练目的。

（五）吞咽障碍的治疗

1.对患者和家属的健康教育

吞咽障碍的患者会发生许多改变，要对患者及其家属进行健康教育，使他们学会如何预防吞咽障碍的并发症，怎样协助医护人员帮助患者，这对患者的恢复将有所帮助。例如，在训练过程中给予患者支持和鼓励，为患者提供治疗师要求的食物和饮料，鼓励患者小口进食，允许患者有足够的进食时间，在每次进食之前要确信患者前一口食物已经完全吞咽，出现呛咳、窒息立即停止喂食。

2.吞咽器官运动训练

目的是加强唇、下颌、舌、软腭及声带闭合的运动控制，强化肌群的力量及协调性，从而改善吞咽的生理功能。

3.感觉促进综合训练

患者在开始吞咽之前给予其各种感觉刺激，触发其吞咽。对于吞咽失用、食物感觉失认、口腔期吞咽延迟起始、口腔感觉降低的患者，通常采用在进食吞咽前增加口腔感觉训练的方法，包括冰刺激训练、舌体辅助运动训练、咀嚼运动训练等。

4.摄食训练

即进食时采取的措施，包括进食体位和姿势、食物的形态、食团入口位置、食物性状、一口量、进食速度、吞咽辅助手法及进食提醒、进食环境等，并注意进食前后的口腔卫生。

5.电刺激训练

随着电子技术的发展，颈部电刺激技术已成为治疗吞咽障碍的重要手段，主要包括神经肌肉低频电刺激和肌电生物反馈技术两种训练方法。

6.其他针对吞咽障碍患者的治疗

除以上介绍的方法以外，还可以采用球囊扩张术、针灸治疗、利用辅助用具的治疗以及手术治疗等方法。

（张周静）

第四节　心理治疗

心理治疗是指运用心理学的原则和方法，对患者的认知、情绪、行为等方面的问题进行治疗的过程。其目的在于改变患者身上存在的对健康不利的观念、态度和行为。心理治疗一般可分为分析性心理治疗、认知性心理治疗、支持性心理治疗、行为性心理治疗等，依据方法、对象和期限不同可分为个人心理治疗、集体心理治疗、夫妻心理治疗、短期心理治疗和长期心理治疗等。但在实际工作中，上述方法经常混合应用。

一、特殊儿童心理发展特点

特殊儿童与普通儿童的心理发展既有共性，又有差异。了解特殊儿童的心理特点有助于治疗师和家长更好地和他们相处，提高治疗、教育的效果。

（一）特殊儿童心理发展的一般性

特殊儿童首先是儿童，其次才是有特殊需要的儿童。无论在生理上还是心理上，特殊儿童和普通儿童都存在很多共性。特殊儿童与普通儿童的共性主要体现在 5 个方面：①发展历程模式相似；②生理组织结构相似；③心理需求要素相似；④人格结构发展相似；⑤社会适应内容相似。

特殊儿童正处于生长发育期，随着年龄的增长，其身高、体重、体型、结构、功能等都在自然地生长变化。他们同样也经历了婴儿期、幼儿期、儿童期等重要的发育阶段。在青春期，特殊儿童的身体也会发生急剧的变化，性成熟时性别特征明显。在心理方面，特殊儿童同样遵循儿童心理发展的基本规律。

1.由简单到复杂的发展顺序

特殊儿童的心理发展基本上也是遵循由低级到高级、由简单到复杂的顺序。

2.环境和教育的共同作用

环境和教育在特殊儿童的心理发展上同样起重要作用。环境和教育提供了特殊儿童心理发展的现实性。如果家长和教师因孩子有残疾而低估了其发展潜力，没有给他们提供适当的教育，那么儿童的心理发展就会受到很大的限制。例如，超常儿童的遗传素质非常优异，但如果教师和家长不提供有助于他们发展的环境和教育，那么其发展的潜在可能性也不会成为现实。

3.心理需求是心理发展的内因

环境和教育是特殊儿童心理发展的外因，外因只有通过内因才能起作用。特殊儿童的需要有物质方面的，如食物、水、衣服等；也有精神方面的，如学会某种技能，完成一件手工作品，将来找到一份工作等。特殊儿童的新需要与他们已有的心理水平或状态之间的矛盾是特殊儿童心理发展的内因。特殊儿童的新需要与他们已有的心理水平或状态是矛盾的双方，两者既对立又统一。特殊儿童的需要总是在一定的心理水平上产生的。例如，智障儿童的心理水平决定了他们的心理需求较正常儿童相对落后，即使社会环境对他们提出了较高要求，也很难转化为他们内心的需要。反之，某种心理水平的形成也有赖于是否有相应的需要。例如，多动症儿童若不想学习，那么他的知识和技能就不可能达到所期望的水平。因此，对特殊儿童的教育和训练要从实际出发，否则难以取得良好的效果。

（二）特殊儿童心理发展的特殊性

特殊儿童与普通儿童之间的差异是客观存在的，主要表现在以下3个方面。

1.特殊儿童的身心缺陷明显多于普通儿童

大部分特殊儿童有生理和心理方面的缺陷，这些缺陷妨碍了他们以正常的方式或速度学习和适应，因此其心理发展会产生较多的问题，易引发第二性缺陷——心理障碍。例如，智障儿童的智力有缺陷，他们学习知识和掌握技能比普通儿童晚，起点低，速度慢，所能达到的水平一般也有限。

2.特殊儿童的个体间差异和个体内差异都明显大于普通儿童

特殊儿童个体之间的差异非常大。个体间差异既包括不同类型的特殊儿童之间的差异，又包括同一类型的特殊儿童之间的差异。例如，超常儿童与智障儿童分别代表了智力水平较高和较低的两类儿童，这两类儿童之间有极大的差异。此外，每个儿童的个体特征也不同。正是由于特殊儿童之间存在着较大的差异，所以，在对其实施心理健康教育之前应该进行归类和具体分析。个体内差异通常是指个体内部各种能力之间的差异。特殊儿童各种能力的发展不平衡，差异特别大。因此，对特殊儿童的心理健康教育要根据其个体特点进行。

3.特殊儿童的学习和生活适应能力明显弱于普通儿童

特殊儿童往往难以适应学校的教育教学要求，在人际交往和社会活动方面也存在较多困难，需要接受特殊教育和特别辅导。所以，只有根据特殊儿童独特的教育需要设计课程和教材，采取个性化的教学方式，特殊儿童才可能获得最大限度的发展。

二、常用的心理治疗方法

（一）支持性心理治疗

支持性心理治疗是指医生用治疗性语言（如劝导、启发、鼓励、支持、解释、积极暗示、提供保证等）和改变环境等方法帮助患者表述自己的情感和认识问题，消除疑虑、改善心境、矫正不良行为，增加患者战胜疾病的信心，从而促进其身心康复的过程。

（二）认知治疗

认知治疗是根据认知过程影响情感和行为的理论假设，通过认知行为技术来改变患者不良认知的一类心理治疗方法的总称。认知一般是指认识活动或认识过程，包括信念和信念体系、思维和想象等。认知治疗的基本观点是，认知过程是行为和情感的中介，适应不良的行为和情感与适应不良的认知有关。治疗者的任务就是与患者共同找出这些适应不良的认知，并提供"学习"或训练方法矫正这些认知，使患者的认知更接近现实和实际。

认知心理治疗的方法以理性情绪疗法（RET）最为常用。RET 的关键是由心理学家对患者的不合理信念进行分析、说服和争辩，使不合理信念改变为合理的信念，由此恢复正常的情绪反应和行为后果。该疗法基本分为 3 个阶段：心理诊断阶段、领悟和修通阶段和再教育阶段。

（三）行为治疗

行为治疗又称条件反射治疗，是一种以行为学习理论为指导，按一定的治疗程序来消除或纠正人们的异常或不良行为的心理治疗方法。行为治疗强调，患者的症状（即异常的行为或生理功能）都是个体在其过去的生活历程中，通过条件反射作用即学习过程而固定下来的。因此，可以设计某些特殊的治疗程序，通过条件反射作用的方法来消除或矫正异常的行为或生理功能。行为治疗主要用于治疗患者的焦虑、抑郁、强迫、恐惧情绪和不良行为，治疗时直接针对患者的某一障碍体征和症状，帮助他们改善心理生理和行为指标，指导他们学习应对自己不良情绪和行为的技巧，提高他们适应环境和社会交往的能力。

行为疗法的主要种类有系统脱敏法、厌恶疗法、行为塑造法、代币制疗法、暴露疗法和放松疗法等。

（四）催眠治疗

催眠治疗是利用催眠对患者进行心理治疗的方法。从一般意义上来说，催眠治疗是指治疗者运用催眠手段，将患者引入催眠状态，并在这种特殊心理生理状态下，通过治疗者特定的暗示指导语来达到治疗目的的一种心理治疗方法。催眠是人类的一种特殊意识状态，处于催眠状态中的人对暗示性的反应会明显提高，会毫无阻抗地顺从暗示指令。由于人具有这一特性，因此可通过诱导催眠来达到治疗心理疾病的目的。催眠治疗是心理治疗中的有效方法之一。需要特别指出的是，催眠本身并非治疗，确切地说，它仅仅是心理治疗借助的一种手段或技术。

（五）家庭治疗

家庭治疗是指将家庭作为一个整体进行心理治疗的方法。治疗者通过与家庭中全体成员有规律地接触与交谈，促使家庭发生变化，并通过家庭成员影响患者，使其症状减轻或消除。家庭治疗的过程大致分为以下 3 个阶段。

1.开始阶段

开始时治疗者应将家庭治疗的性质向家庭成员做简要的解释，说明互相要遵守的原则，以便使治疗工作顺利进行。治疗者在早期要重视与家庭成员建立良好的治疗关系，并共同寻找问题的所在及改善的方向。

2.中间阶段

治疗者运用各种具体方法，协助家人练习改善患者个人状况及彼此间的关系。在这个阶段，最重要的是要时刻注意家庭对行为关系改变所产生的阻力，适当地调整家庭"系统"的变化与进展，以免有些成员变好时，另一些成员却变得更"坏"。治疗者应协助各家庭成员平衡地发展。

3.终结阶段

治疗者帮助家庭成员养成自行审察、改进家庭行为的能力与习惯，并维持已修正的行为。治疗者宜逐渐把家庭的领导权归还给家庭成员，恢复家庭的自然秩序，以便在治疗结束后家庭仍能维持良好的功能，继续发展并趋向成熟。

（高成洪）

第九章　儿科危重症护理

第一节　儿科重症监护及小儿心肺复苏

儿科重症监护病房（PICU）是一个集中先进医疗仪器设备，配备丰富经验的医师和护士，进行危重患儿抢救治疗的病房。现在我国各级大、中型医院已先后建立了儿科重症监护单元。PICU 的出现对提高危重患儿的护理水平，降低死亡率，避免和减少并发症、后遗症，起到了很大的作用。

PICU 应配备各种电子监护仪，各类呼吸器、气管插管、加压给氧设备、氧气和压缩空气来源、除颤器、临时起搏器、床旁 X 线机、心电图记录仪、经皮测氧仪、输液泵、各种电源插座、抢救药品车等，还应设专用化验室，能随时分析血气、电解质等指导临床治疗。如附设收治危重新生儿的新生儿重症监护室（NICU）应备有婴儿暖箱、远红外线辐射热床、光疗用的紫光灯等。

PICU 收治的对象包括心肺复苏的患儿，急性呼吸衰竭需使用呼吸机者，休克、严重心功能衰竭、急性颅内压增高、昏迷、惊厥持续状态等患儿，外科危重创伤、烧伤、意外事故患儿，以及心、肺、脑重大手术后的患儿。

一、概述

小儿心搏骤停是严重和危重的临床表现。以人工按压心脏或药物维持最低有效循环；以人工或机械方法供给氧气，建立有效通气，排出二氧化碳，乃至自主呼吸称为心肺复苏（CPR）。

呼吸循环骤停常继发于呼吸系统疾病严重缺氧、高碳酸血症、气道梗阻，除非有心脏疾患或因药物中毒、代谢紊乱可致严重心律失常循环骤停。循环骤停类型大都为心搏停止或心电机械分离（EMD），室颤类型少见。心肺复苏预后令人失望，院外循环停止CPR 死亡率达 90%~95%。手术室、急诊科、PICU 存活率有所提高。

二、护理评估

1.呼吸心跳骤停的判断

（1）意识丧失：强调对声音的反应。

（2）呼吸停止：一听二看三感觉，不能超过 10 s。

（3）脉搏消失。

（4）面色灰白。

（5）瞳孔散大，肌力为零。

（6）强刺激无反应等。

2.心肺复苏的基本程序

（1）基本生命支持：包括开放气道、口对口人工呼吸和胸外心脏按压。

（2）加强生命支持：有效的呼吸和循环支持的基础上，首先争取心脏复跳，使自主呼吸随之恢复，稳定循环和呼吸功能，为脑复苏提供良好的前提和基础。

（3）长程生命支持：脑复苏，重症监护。

复苏是一个连贯的、系统的急救技术，各个时期应紧密结合，不间断进行。

三、心肺复苏法

（一）基本气道管理

1.按额托颚法

打开患儿的气道。

2.提颚法

对怀疑颈部受伤的患儿，使用提颚法。

（二）呼吸

使用复苏气囊。

1.检查呼吸

用不超过 10 s 的时间，检查患儿的呼吸。

2.理论依据

急救时，肺血流量会大量减少，所以在这阶段不需太多换气。

（1）太多和太大呼吸将增加胸腔压力，这将会减少静脉血回流，因而减少心排血量。

（2）研究显示，太多和太大呼吸会引起低存活率，所以人工呼吸应能产生可见的胸部扩张提升即可，太多和太大呼吸应避免。

（3）最初给予的呼吸：①给予两次每次 1 s 的呼吸；②使胸廓升高；③泵气量是500~600 mL。

（三）心外按压术

1.检查脉搏少于 10 s

小儿颈动脉，婴儿肱动脉或股动脉。

2.心外按压位置

小儿，乳中线；婴儿，乳中线之下。

3.心外按压的方法

儿童：用单手或双手（取决于患儿的体形）。婴儿：两个手指（一个急救员）。

4.心外按压的深度

儿童及婴儿：胸部厚度的 1/3 或 1/2。

5.心外按压率

每分钟 100 次。

6.心外按压和人工呼吸的比率（在插气管内导管前）

单一急救员，30∶2 进行 5 次或施行 2 min。2 名急救员，15∶2 进行 5 次或施行 2 min。

（四）电击除颤

1.电击的优先次序

先做 2 min 的心外按压，然后电击去颤。

2.电击的次数和强渡

（1）单一次电击。

（2）电击多点性心室心动过速。

（3）电击剂量：首次 2 W·S/kg，如无效可依次增至 4 W·S/kg 及 6 W·S/kg。

（五）高级气道管理

对小儿生命支持来说，首先要做的、最重要的是维持患儿气道开放。若存在上气道梗阻，下一步就是决定采用简单方法还是高级干预措施来开放气道及维持气道开放。

（六）药物的应用

提早准备药物，给药时不影响急救。

1.给药途径

静脉注射或髓内注射，少选择经气管内导管。

2.常用的药物

（1）血管收缩药：在施行电击 2 次之后。

（2）肾上腺素每 3~5 min 注射一次。肾上腺素在小儿心肺复苏中的作用如下。

1）对小儿心脏停搏是最优选的药物。

2）缺血缺氧诱发的心动过缓，在针对原因处理（纠正缺氧，解除气道梗阻）同时辅用肾上腺素。

3）复苏后心动过缓经单次肾上腺素仅暂时有效时，常持续输注或泵注肾上腺素。

4）PEA，是心电机械分离的（EMD）的一种特殊类型，特点是大动脉搏动缺失，伴 QRS 波增宽的心动过缓。EMD 常见于重症低血容量，QRS 波狭而快甚或心率正常，张力性气胸及心脏压塞时也会发生。CPR 同时应针对病因急救处理。

5）室颤：电除颤无效时需加用肾上腺素（每 3~5 min 用药一次并逐次增量）。

6）复苏后器官血流低灌注。小儿几乎无冠脉病变，很少顾虑引起心律失常和增加心肌氧引起心肌缺血的危险。

（3）用室颤或心室心动过速引起心跳停止的抗心律失常药物。抗心律失常药物应该在 2~3 次电击后给予。

（七）心肺复苏的有效指标

（1）瞳孔由大变小。

（2）自主心跳恢复，可听到心音，可触及颈动脉搏动。

（3）睫毛和对光反射恢复，眼球、四肢有活动表现。

（4）有自主呼吸出现。

（5）面色由发绀变为红润。

（八）急救之后的处理

急救之后的处理包括：支持血压，保持低温，控制血糖，以及避免常规的过快的泵气。

四、心肺复苏过程中常备监测

1.心电图监测

可了解心脏停搏的类型，确定心律失常的性质，为临床治疗提供重要的依据。

2.呼吸监测

在后期复苏期间，呼吸或机械通气时，PaO_2 应维持在 8 kPa（60 mmHg）以上；$PaCO_2$ 应维持在 4.8~5.3 kPa（30~40 mmHg）。

3.血压监测

在后期复苏期间，应维持血压稳定。如果有条件可监测直接动脉压，也便于采取动脉血样行血气测定。

4.中心静脉压（CVP）监测

可指导输液，了解心功能。

5.尿量、尿比重测定

有助于判断肾的灌注和肾功能改变，为输液提供参考。

五、终止复苏问题

由于父母感情的原因对小儿复苏的终止常遇极大困难。长时间的尽力复苏可能使心脏复跳，但脑复苏难免失败。

在提供足够通气及氧合，有效的胸外按压，开放静脉并经 3~5 min 肾上腺素反复用药，且第二次剂量达首量的 10 倍，并能排除药物中毒、体温过低，小儿仍未恢复灌注稳定的心律时则可考虑终止复苏。就时间而言，因大动脉搏动消失及心脏停搏经上述复苏急救无效 15 min 以上可考虑终止复苏。

（张周静）

第二节　多器官功能障碍综合征患儿的护理

一、护理评估

1.特征性临床表现

（1）循环不稳定：多种炎性介质对心血管系统均有作用，故循环系统是最易受累的系统。几乎所有病例在病程的早、中期会出现"高排低阻"的高动力型的循环状态。

（2）高代谢：全身感染和多器官功能障碍综合征（MODS）通常伴有严重营养不良，其代谢模式有 3 个突出特点：①持续性的高代谢率可达到正常的 1.5 倍以上；②耗能途径异常，在饥饿状态下，机体主要通过分解脂肪获得能量，但在全身性感染，机体则通过分解蛋白质获得能量，糖的利用受到限制，脂肪利用可能早期增加、后期下降；③对外源性营养物质反应差，补充外源营养并不能有效地阻止自身消耗，提示高代谢对自身具有"强制性"，又称"自噬代谢"。

（3）组织细胞缺氧：多数学者认为，高代谢和循环功能紊乱往往造成氧供和氧需不匹配，因此使机体组织细胞处于缺氧状态，临床主要表现是"氧供依赖"和"乳酸性酸中毒"。

2.小儿 MODS 的临床特征

（1）发病率和临床过程存在明显年龄差异。

（2）原发性 MODS 发生率明显较成人高。

（3）与成人相比，下述原因使 MODS 患儿常在短时间内直接死于呼吸和循环衰竭：①小儿心肺功能发育不完善，代偿能力弱；②肺血管对低氧血症的反应尤为敏感；③呼吸道窄，易梗阻；④易发生肺不张。

3.MODS 的诊断

目前 MODS 的诊断标准仍不统一，任何一个 MODS 的诊断标准均难以反映器官功能紊乱的全部内容，临床可根据自己的具体情况选择标准。由于多脏器功能衰竭发生的先后、程度或基础脏器的疾患不同，临床表现、体征和生化检查等也有所不同，各衰竭脏器的临床表现还会互相掩盖和影响，给观察和诊断带来困难。因此，密切观察病情及各脏器系统的变化十分重要。

二、护理问题

（1）心排血量不足：与心力衰竭有关。

（2）气体交换受损：与通气血流比例失调有关。

（3）体液过多：与肾衰竭水钠潴留有关。

（4）有感染的危险：与使用气管插管、吸痰等操作有关。

（5）有潜在皮肤完整性受损：与长期卧床有关。

（6）活动无耐力：与原发病有关。

三、护理目标

（1）生命体征及各项检查结果有所改善。

（2）患儿呼吸道保持通畅，肺部气体交换有所改善。

（3）准确记录出入量，严格控制入量。每日定时测体重，保持均衡。

（4）患儿住院期间无感染的症状和体征，表现为生命体征正常，无感染表现。

（5）患儿皮肤保持完整，不发生压疮。

（6）逐渐增加活动。在床上进行主动或被动的肢体活动，保证肌肉张力和关节活动范围。

四、护理措施

1.特殊监测的护理

MODS 患者多为危重患者，较一般普通患者有特殊监测手段，如动脉血压的监测、中心静脉压监测，在护理此类管道时严格无菌操作原则；保证压力传感器在零点；经常肝素化冲洗管路，保证其通畅；随时观察参数变化及时与医生取得联系。

2.安全护理

MODS 患者病情危重，时有烦躁，再加上身上经常带有许多管道，所以要注意保护好管道，防止管道脱落和患儿意外受伤非常重要，尤其在 ICU，没有家属的陪伴，所以要根据病情给以患儿适当的约束，注意各种管道的刻度和接头情况。

3.人工气道和机械通气的护理

保持呼吸道通畅，及时吸取气道分泌物，掌握吸痰时机和技巧；注意呼吸道湿化，常用的方法有呼吸机雾化、气道内直接滴注、湿化器湿化等；机械通气时根据血气分析结果调整呼吸机参数，长期使用时，每周更换2次管道并消毒。

4.各种引流管的护理

MODS 患者常需安置多种管道，如鼻胃管、尿管和引流管等，护士要注意保持引流管通畅，同时注意导管护理，严格无菌操作，防止导管相关感染。

5.预防感染

MODS 时机体免疫功能低下，抵抗力差，易发生感染，尤其是肺部感染，应给予高度重视。压疮是发生感染的另一途径。为此，MODS 患者应严格无菌操作，防止交叉感染。注意呼吸道护理，定时翻身，有利于呼吸道分泌物咳出和治疗；空气要经常流通，定时消毒，医护人员注意洗手，杜绝各种可能的污染机会。

（张周静）

第三节　感染性休克患儿的护理

感染性休克是严重感染引起的急性循环和微循环障碍，导致器官血流灌注不足，使组织细胞缺血缺氧、代谢紊乱，导致重要生命器官急性功能衰竭的临床综合征。常发生在中毒性菌痢、暴发性流脑、出血性坏死性肠炎、败血症、重症肺炎及胆道感染等急性感染性疾病的基础上，广泛涉及神经、体液、内分泌、免疫、凝血等多个系统。临床上以面色苍白、四肢发凉、皮肤发花、尿量减少、血压下降为主要表现。感染性休克是儿科常见的急危重病症，病死率达40%以上。

一、护理评估

1.临床表现

患儿除有原发感染局部表现及感染中毒症状外，还存在休克的特有征象。表现为微循环功能不全和组织缺血缺氧，重要器官的代谢和功能障碍。临床上患儿可出现血压低、脉压小、四肢冷、脉微弱、面色苍白、呼吸急促、精神萎靡或烦躁、尿少等。临床上休克分为轻、重两型。

2.辅助检查

（1）血、尿、便常规及细菌培养：有助于分析病因、病情严重程度和病原学的诊断。

（2）血生化检查：了解电解质和肝肾功能。

（3）血气分析：有助于了解呼吸功能和酸中毒的性质。

（4）凝血机制检查：血小板计数，出、凝血时间，纤维蛋白原定量，血浆鱼精蛋白副凝（3P）试验等，以了解凝血机制的功能情况。

二、护理问题

（1）组织灌注量改变：与感染性休克有关。

（2）体液不足：与休克所致的调节机制障碍有关。

（3）有受伤的危险：与意识不清、昏迷及惊厥有关。

（4）有皮肤完整性受损的危险：与循环障碍有关。

三、护理目标

（1）在休克纠正后的最初 24 h 内，继续维持有效血容量。

（2）增加液体摄入量，维持尿比重在正常范围内。

（3）适当采取措施，防止患儿在住院期间发生意外受伤。

（4）积极采取预防措施，使患儿皮肤保持完整，不发生压疮。

四、护理措施

1.生活护理

（1）患儿取休克体位：头部抬高 10°~20°，下肢抬高 20°~30°，尽量使患儿保持安静，避免不必要的搬动和翻身。

（2）注意保温：适当加盖棉被、毛毯，但对持续高热患儿可采用降温措施，降低机体对氧的消耗，以采取物理降温为宜，因药物降温易引起出汗过多而加重休克。

（3）保持安静，防止意外损伤：在休克早期患儿常处于兴奋烦躁状态，不配合治疗，应将输液肢体妥善固定，加设床挡，防止患儿坠落。对烦躁和惊厥患儿给予约束，可适当用地西泮等镇静药物。

（4）注意口腔、会阴和皮肤的护理，防止继发感染和皮肤压伤。

2.心理护理

患儿受到创伤、疼痛、失血、失液或感染等侵袭，在监护室又看到那么多仪器和陌生的医护人员，父母不在身边，往往表现出烦躁不安，不与医护人员合作，对意识清楚的患儿要给予安慰，可以将家人的照片放在床旁，让患儿经常看看。还可播放妈妈说话的录音，尽量使患儿情绪稳定，保证治疗的顺利进行。

3.控制感染

根据病因及致病菌种类选择抗生素。原则是用药早、用量足、有针对性地联合用药。护士必须具有娴熟的静脉穿刺技术，迅速建立静脉通道 1~2 个，以保证给药顺利。根据医嘱调节给药速度，为保持一定的血药浓度，给药速度不易太慢，一次量可在 15~60 min 滴入。

4.监测要点

（1）加强临床观察：休克是一个严重的变化多端的动态过程，要取得最佳治疗效果，必须加强临床护理中的动态观察。严密监测血压、心率、心律及呼吸等生命体征的动态变化。此外，还需监测尿量、尿比重、酸碱度和血气等变化，以了解各脏器功能状态和体内代谢变化情况，早发现、早处理、早纠正。详细记录液体出入量，作为医师下一步诊治的参考。

（2）监测意识状态、面色、心音强弱、呼吸节律、发绀、四肢温度和毛细血管再充盈时间等，应每小时观察记录一次。

（3）中心静脉压（CVP）监测：扩容后休克仍未纠正，或者原已存在心功能不全难以掌握扩容液量时，应进行 CVP 监测。CVP 正常值为 5~12 cmH$_2$O，如动脉压和 CVP 低，提示循环血量不足；如血压低，而 CVP 高于正常，提示右心功能不全或输液过量。因此，动态观察 CVP 更有指导意义。

五、护理新进展

感染性休克现多称为脓毒症休克，如不及时抢救，可发生多器官功能障碍综合征。通过近年的研究，人们认识到 MODS 的实质是失控的全身炎症反应，故同时提出了全身炎症反应综合征（SIRS）的概念。SIRS 是 MODS 的早期表现，并贯穿 MODS 的全过程，可以认为是 MODS 的实质。其中由感染引起的 SIRS 即称为脓毒症。而感染性休克可视为严重全身感染的一种类型，是 SIRS 发展至 MODS 过程中的一个阶段或表现。

对于感染性休克的治疗原则是积极治疗原发病与纠正脏器低灌注，在常规补液及血管活性药应用基础上，随着其发病机制研究的不断深入，也提出了一些新的治疗措施。

（殷　琴）

第四节　急性中毒患儿的护理

急性中毒是指具有毒性作用的物质通过不同途径进入人体后，引起某些组织和器官的功能性和器质性损害，出现一系列的中毒症状和体征，甚至危及生命。

一、病因

1.误食

小儿由于年幼无知，缺乏生活经验，不能辨别某些物质有毒或无毒而致误食，如误食毒鼠药、毒草、未经去毒处理的木薯、保管不严的药物等。

2.母婴途径

妊娠期和哺乳期妇女服用的某些药物或毒物可通过胎盘屏障和泌乳使胎儿和婴幼儿中毒。

3.疏忽和粗心

家长或保育人员的疏忽和粗心，把毒物误作普通食物让儿童食人，如未经做熟的扁豆或腌渍时间过短的蔬菜等。

4.接触毒物

吸入或皮肤接触毒物引起中毒，如有机磷中毒等。

二、护理评估

急性中毒的诊断主要依据毒物的接触史、患儿的临床表现和毒物鉴定。

1.病史

（1）询问毒物接触史：了解进食或接触过哪些毒物、进食量和时间。

（2）了解患儿出现了哪些症状，症状出现的时间和发展过程。

（3）对过去一向健康而突然出现难以解释的症状如腹痛、恶心、呕吐、发绀或皮肤潮红、多汗等，尤其是在家中、集体儿童机构中有数人同时发病时，要考虑有中毒的可能。

2.体格检查

（1）注意一般情况及意识状态、呼吸、脉搏、体温、血压。

（2）观察特征性的症状和体征，有无惊厥、昏迷和狂躁，有无喉水肿和肺水肿，有无特殊的气味，瞳孔有无扩大和缩小，皮肤的颜色和湿度有无异常，有无口腔黏膜糜烂、流涎、腹痛、呕吐、腹泻等。

（3）毒物鉴定：对未明或不明中毒原因的患儿，可收集剩余毒物、呕吐物、洗胃内容物或根据可疑线索分别采用血浆、尿液或粪便进行毒物鉴定。

三、护理问题

1.有误吸的危险

与中毒引起的恶心、呕吐、意识障碍有关。

2.有外伤的危险

与中毒引起的意识障碍有关。

3.自我防护能力改变

与中毒所致的应激反应不良凝血障碍有关。

4.潜在并发症

低氧血症，与中毒有关；脱水，与导泻、洗胃及入量不足有关；感染，与洗胃、误吸及中毒引起的抵抗力降低有关。

四、护理目标

（1）采取合适的体位和措施，防止误吸。

（2）采取保护性措施，避免发生外伤。

（3）尽快清除毒物，使防护能力有所改善。

（4）做好对症处理，将经皮氧饱和度维持在90%以上。

（5）保持摄入足够量的液体和电解质，并有化验结果。

（6）住院期间无感染的症状和体征，表现为生命体征正常，无感染表现。

五、处理原则和护理措施

立即终止毒物对机体的接触，进行早期治疗，对中毒原因不明者，在诊断的同时，先做一般急救处理，防止中毒程度的发展。

1.处理原则

（1）清除毒物。

1）口服毒物中毒：采用催吐、洗胃、洗肠和导泻等方法清除消化道毒物。

2）吸入中毒：立即将患儿撤离现场，吸入新鲜空气或吸入氧气，并保持气道通畅。

3）皮肤接触中毒：立即脱去污染的衣服，暴露皮肤用清水冲洗。强酸、强碱污染皮肤时，应先用干布沾干后冲洗。强酸可选用3%~5%碳酸氢钠或肥皂水冲洗，强碱可用

3%~5%醋酸或食用淡醋冲洗。冲洗时宜反复冲洗，特别应注意患儿的毛发、指缝等最易残留毒物的部位。

（2）促进毒物排泄。

1）利尿：毒物进入人体后多由肾脏排泄，由肝脏解毒。口服大量水或静脉滴注5%葡萄糖注射液，可以稀释毒物在血液内的浓度，增加尿量促进毒物排泄，并具有保护肝脏的作用，需要时可用利尿剂。利尿时注意水、电解质的平衡。

2）透析疗法：适用于某些急性中毒伴肾功能不全者。根据患儿中毒性质的不同可采用腹膜透析和血液透析的方法。

（3）使用特效解毒剂：不同的毒物引起的中毒可使用相应特效解毒剂，如有机磷中毒选用碘解磷定或氯解磷定治疗，亚硝酸盐中毒可用亚甲蓝治疗。

（4）阻滞毒物吸收：使用催吐或洗胃治疗以达到吸附毒物的目的。牛奶、蛋清、豆浆、浓茶能与不同毒物发生沉淀作用，从而延缓或阻止毒物吸收。

（5）对症治疗：要根据患儿在救治过程中出现的具体情况，区分轻重缓急，有针对性地进行。对症治疗主要针对以下几个问题：①休克和循环衰竭；②呼吸衰竭；③心、肝、肾、脑、肺等重要脏器功能异常；④电解质紊乱和贫血；⑤惊厥；⑥继发感染等。

2.护理措施

（1）保持呼吸道通畅：松解患儿衣物，置患儿于平卧位，头偏向于一侧，随时清除呼吸道分泌物防止误吸。对于昏迷、惊厥患儿应用牙垫和舌钳，谨防舌后坠引起的通气障碍。

（2）密切观察病情：详细记录体温、脉搏、呼吸、血压、瞳孔、皮肤、口腔流涎、意识等情况，并注意有无出血倾向。

（3）防止受伤：对于意识不清、有惊厥的婴儿，必须由专人看护，加床挡，防止受伤。特别对中毒症状重伴有惊厥的患儿，应在控制惊厥后采取洗胃措施。洗胃时动作应轻柔，避免人为造成的损伤。

（高成洪）

第十章　儿童保健

第一节　各年龄段儿童的特点及保健

一、胎儿的特点及保健

（一）胎儿的特点

胎儿期指从受精卵形成至胎儿娩出止，约40周。胎儿周龄称为胎龄。

胎儿早期是器官形成的阶段，其中第3~8周是胚胎细胞高度分化的时期，极易受环境不良因素的干扰而导致胎儿缺陷与畸形，甚至流产、死胎。胎儿中、晚期是胎儿组织、器官迅速生长发育、生理功能逐渐成熟的时期，此时如母体营养不良、感染或受不良环境因素干扰，可导致胎儿宫内发育迟缓，损害胎儿大脑和其他重要组织器官，导致功能障碍等不良后果。

围生期是胎儿经历从依赖母体到新生儿独立生存的巨大变化、适应新环境、生命受到威胁的重要时期。围生学将母体宫内的胎儿与娩出断脐后形体独立的新生儿，视为生长发育的一个特殊的连续统一体，围生期死亡率是衡量一个国家和地区的卫生水平、产科和新生儿科医疗水平的一个重要指标，也是评价妇幼保健工作的一项重要指标，因此做好胎儿期和围生期保健工作，将有利于减少胎儿致残率，提高儿童的健康水平和生命质量，降低围生期和胎儿期发病率和死亡率。

（二）胎儿期保健重点

胎儿的生长发育与孕母密切相关，胎儿期保健主要通过对孕母的保健来实现。重点预防先天性发育不全或畸形，先天性营养不良和低出生体重、早产，宫内感染和宫内窒息等。胎儿期主要保健措施如下。

1.预防遗传性疾病与先天畸形

婚前应进行遗传咨询，禁止近亲结婚。家庭成员中有确诊或怀疑有遗传性疾病者，家庭成员中出现多例原因不明疾病患者，有与遗传相关的先天畸形或智力低下者均为重点咨询对象。

引起先天畸形的原因较为复杂，如遗传、化学物质、射线、营养障碍、药物、感染及环境等因素。尤其是胎儿期的前3个月，是致畸的敏感期，应采取有效的保护措施，预防和减少先天畸形的发生。

2.供给充足的营养

胎儿的生长发育完全依赖于母体的营养供应，不同阶段的胎儿所需的营养比例不同，每个时期都要均衡膳食，保证各种营养物质的摄入，孕妇的饮食应富于营养、清淡、易消化，进食定时、定量。同时也须防止营养摄入过多导致胎儿体重过高，影响分娩。

3.营造舒适的生活环境

孕母应注意规律生活，充足休息，保持心情愉快，减轻精神负担和心理压力，并避免环境污染。

4.预防感染

妊娠早期应预防弓形虫、风疹病毒、巨细胞病毒及单纯疱疹病毒的感染，以免造成胎儿畸形或宫内发育不良。分娩时应预防产道感染。

5.定期产前检查

高危孕妇加强随访，尽可能避免妊娠合并症，预防流产、早产及异常分娩的发生。

二、新生儿的特点及保健

（一）新生儿的特点

新生儿脱离母体后，开始独立呼吸，但新生儿对宫外环境变化的适应能力较差，抵抗力也较低，发病率和死亡率较高，婴儿死亡中约 2/3 是新生儿，出生后第 1 周内新生儿的死亡数占新生儿死亡数的 70%左右，故新生儿期是儿童保健的重要时期。新生儿的主要特点如下。

1.体温调节

需要适宜的环境温度或中性温度，特别是低体重儿或早产儿，环境温度过低易导致体温不升，严重者可发生寒冷损伤综合征，环境温度过高可导致脱水。

2.循环系统

出生后胎儿循环向成人循环转变，一些胎儿时期特有的血管通道尚未完全闭合，任何原因使肺动脉压力增加，可出现右向左分流而导致发绀。

3.消化系统

消化道解剖与功能发育可适应出生后纯乳汁的营养摄入，具有最基本的进食动作如觅食反射、吞咽反射等，但吞咽时咽—食管括约肌不关闭，食管无蠕动，食管下部括约肌不关闭，易发生溢乳。出生后小肠上皮细胞渗透性高，以吞饮方式吸收，易产生过敏与感染。新生儿出生时肠内无细菌，约出生后 2 d 出现双歧杆菌，7 d 达高峰，为新生儿的优势菌。母乳喂养儿的酸性粪便有利于双歧杆菌的生长。

4.泌尿系统

出生时肾小球过滤功能低下，肾浓缩功能差，肾小管排磷功能差，选用蛋白质、矿物质（磷）含量高的牛乳喂养对新生儿肾有潜在损害。

5.神经系统

大脑皮质兴奋性低，对外界刺激的反应易于疲劳，大部分时间处于睡眠状态，皮质下中枢兴奋性高，蠕动样动作，肌张力高，脊髓的固有反射存在。

6.免疫系统

新生儿细胞免疫功能已较为成熟，体内有通过胎盘从母体获得的抗体（IgG），但非特异性免疫功能和特异性免疫功能发育不成熟，肠道分泌型 IgA 较低，易发生感染。

7.体格发育

新生儿期体格生长发育速度快。

（二）新生儿期保健重点

1.出生时的保健

（1）注意保暖：新生儿居室的温度宜保持在 22~24 ℃，保持新生儿体温 36.5 ℃。

（2）保持呼吸道通畅：出生后数小时内继续严密观察，保持新生儿侧卧，头转向一侧，有助于残存在呼吸道内的黏液自然流出。

（3）清洁护理，预防感染：双眼用滴眼液，预防分娩时的感染性眼病；口、鼻腔用消毒棉签蘸等渗盐水或温开水轻拭。

（4）正确哺乳：足月儿出生后 30 min 即可哺母乳，以促进乳汁分泌，并防止低血糖，提倡按需哺乳。产钳分娩、臀位分娩等难产儿可根据具体情况尽早开始吸吮母亲的乳头。喂奶前清洗乳头，喂奶后，将婴儿竖抱、轻拍背部，以排出咽下的空气。奶量以哺乳后安静、无腹胀、正常体重增长为标准。早产儿也应以母乳或母乳库奶喂养为宜，必要时可用早产儿配方奶。

（5）脐带残端清洁、干燥：每日用 75%乙醇棉签擦拭脐带残端或脐窝。

2.新生儿期居家保健

（1）保持适宜环境：新生儿居室应阳光充足、空气流通且温、湿度适宜，足月儿室温应保持在 22~24 ℃、湿度在 55%~65%为宜。新生儿对体温的调节能力较差，易随环境温度的变化而改变。因此，夏季应注意空气流通，避免因室温过高、包被衣物过厚而导致体温升高；冬季应采取适当的保暖措施，以防体温不升甚至冻伤，尤其是低体重儿更应加强保暖。

（2）合理喂养：母乳是新生儿的天然食品，要大力宣传母乳喂养的优点，提倡母乳喂养。应教会母亲刺激乳汁分泌和哺乳过程中的知识和技巧，如指导其观察新生儿吸吮是否有力，母亲乳汁分泌是否充足，喂乳后取右侧卧位，喂养后给新生儿拍背等。无法进行母乳喂养者应指导采取科学的人工喂养。

（3）日常护理。

1）清洁卫生：新生儿皮肤柔嫩且新陈代谢旺盛，应每日沐浴，选择适合新生儿的中性洗浴用品，注意眼、耳、鼻腔等特殊部位的清洁卫生。

2）脐带护理：新生儿脐带未脱落前保持清洁、干燥，防止弄湿或污染脐带包布；脐带脱落后仍需包扎 3~4 d。如发现脐底有渗液、脐周发红，说明脐部感染，要及时正确消毒处理。

3）衣着：新生儿的衣物、被褥、尿布应选用柔软、浅色、透气性、吸水性好的棉布制作，避免使用合成制品等，防止过敏或损伤皮肤。衣服应宽松简单，不妨碍肢体活动，易于穿脱；尿布应勤洗勤换，大便后要清洁臀部，且尿布不可包裹过厚、过紧。

（4）预防疾病和意外：新生儿免疫力低下，很容易发生感染，接触新生儿前应注意洗手，家中有疾病者应避免接近新生儿，以减少交叉感染的机会。新生儿出生 2 周后应补充维生素 D，预防佝偻病的发生；按时接种疫苗。哺乳及睡眠时应观察新生儿呼吸，防止因姿势不当、乳房堵塞或包被过严等原因造成窒息。

（5）早期教育：新生儿出生时已有一定的视觉、听觉、触觉，家长应注意培养新生儿对周围环境的反应能力。家长可通过亲子关系的建立，多接触新生儿，对新生儿说话，与新生儿游戏等，促进新生儿感知和智力的发育。

3.新生儿疾病筛查

新生儿疾病筛查是指在新生儿群体中，用快速、简便、敏感的检验方法，对一些危害儿童生命、导致儿童体格及智能发育障碍的先天性、遗传性疾病进行筛查，作出早期诊断，在患儿临床症状出现之前给予及时治疗，避免儿童机体各器官受到不可逆损害的一项系统保健服务。

（1）疾病筛查范围：新生儿筛查能防止儿童智力低下，有利于提高人口出生质量。国际上认为筛查的疾病一般应符合以下几个标准：①疾病危害严重，可导致残疾或死亡，已构成公共卫生问题；②有一定发病率，筛查的疾病在人群中是相对常见或流行的疾病；③疾病早期无特殊症状，但有实验室指标能显示阳性；④有可靠的、适合于大规模进行的筛查方法，假阳性率和假阴性率均较低，并易为家长所接受；⑤筛查的疾病可以治疗，特别是通过早期治疗，能逆转或减慢疾病发展，或者改善其预后；⑥筛查费用低，筛查、诊断和治疗所需费用应低于发病后的诊断、治疗支出费用，即投入/产出比高，经济效益良好。

（2）新生儿听力筛查：新生儿听力障碍是常见的出生缺陷。由于儿童听力的发展与智能及社交能力有密切关系，听力障碍儿童最终的语言发育水平并不是取决于听力障碍的严重程度，而是取决于其被发现和干预的早晚，故应早期发现儿童听力障碍并及时干预。因此，我国卫生部、残疾人联合会等10个部委联合下发通知，将新生儿听力筛查纳入妇幼保健的常规项目。凡诊疗科目中设有产科或儿科的医疗机构均应按照《新生儿听力筛查技术规范》的要求开展新生儿听力筛查；时间为出生后48~72 h，各级妇幼保健机构应在儿童首次健康体检建卡时核查儿童听力筛查情况。未做筛查者应补做听力筛查。初次筛查不通过者应进行复查，复查仍不能通过者，应进行诊断性测定。具有高危因素的婴幼儿应定期进行听力复查或监测。

（3）新生儿视力筛查：眼是人体的重要器官，人类视觉发育的关键期为出生至3岁，视觉发育的敏感期为出生至12岁。在视觉发育的关键期和敏感期，儿童视觉的形成易受各种因素的干扰和破坏而导致视力发育异常。早产儿视网膜病变（ROP）是未成熟儿或低体重儿发生的增生性视网膜病变，表现为视网膜缺血、新生血管形成和增生性视网膜病变。随着我国新生儿科医学不断发展，早产儿、低体重儿存活率不断提高，ROP的发生率也开始上升，导致盲童不断增多。除ROP外，还应筛查先天性白内障、结膜炎、泪囊炎、先天性上睑下垂等影响儿童健康的其他眼部疾病。

4.新生儿家庭访视

（1）正常新生儿家庭访视：社区卫生服务中心的保健人员在新生儿期一般访视2~3次，即出生后5~7 d的周访，出生后10~14 d的半月访和出生后27~28 d的月访。每次访视前，医护人员用肥皂和清水洗手，戴口罩；每次访视完毕，及时填写访视记录，建立新生儿访视卡，并反馈给新生儿父母。家访的目的在于早期发现问题，早期干预，以促进新生儿健康成长。每次访视应有重点，根据新生儿家庭的具体情况有针对性地指导，访视时发现问题应及时处理，并增加访视次数或及时转医院诊治。第4次访视结束后，转入儿童健康管理系统。

（2）高危新生儿家庭访：凡从新生儿病房或 NICU 出院的高危新生儿，包括胎龄＜37 周的早产儿和出生体重＜2 500 g 的低体重儿，除常规新生儿访视外，应增加访视次数和内容。

（3）建立新生儿转诊制度：新生儿病情变化快，症状、体征表现非特异性。在家庭访视中若发现新生儿问题，轻者及时处理、密切观察，经处理观察未见好转或病情重者，应及时就近转院诊治，以免延误治疗。应根据实际情况建立转诊制度和新生儿转运系统，转运中注意保暖、监测生命体征和给予必要的治疗，保证新生儿得到及时救治。

三、婴儿的特点及保健

（一）婴儿的特点

婴儿期生长发育速度最快，是体格生长的第一个高峰期，故对能量和营养素的需求高。但此时婴儿的消化和吸收功能发育不完善，加之出生后婴儿从母体获得的免疫物质日益减少，易出现消化功能紊乱、营养障碍性疾病及各种感染和传染疾病。

（二）婴儿期保健重点

1.合理喂养

母乳是婴儿前 6 个月最适合的食物。出生 6 个月内提倡纯母乳喂养，部分母乳喂养或人工喂养则首选配方奶；6 个月以上婴儿须添加换乳食品，以补充乳类的营养不足，并使其适应多种食物；10~12 个月，可根据婴儿的具体情况，指导家长断乳、自添加换乳食品起注意培养婴儿良好的进食习惯，鼓励婴儿用勺吃饭，用杯喝水，促进儿童独立性、自主性的发展。

2.日常护理

（1）清洁卫生：早、晚给婴儿清洗脸、足和臀部，保持会阴部清洁。也可每日给婴儿沐浴，清洁后揩干皮肤，尤其在皮肤褶皱处涂爽身粉，勤换衣裤和尿布。另外，注意婴儿眼部、耳部以及口、鼻腔的卫生。

（2）衣着：婴儿适宜穿简单、宽松、柔软、无纽扣、少接缝的衣着，以利于穿脱、活动，避免摩擦皮肤。婴儿衣服、被褥、尿布应用浅色、柔软、吸水性强的棉布，不宜将塑料布、橡胶单等不透气的材质直接垫于婴儿臀部，以防发生尿布性皮炎，随季节变化增减衣物，冬季也不宜穿着过紧、过厚，以免影响血液循环，保暖程度以婴儿双足温暖即可。

（3）睡眠：良好的睡眠是婴儿健康的先决条件之一。婴儿的睡眠时间因个体差异而不同，随年龄的增长睡眠时间逐渐减少。为保证睡眠充足，尤其是夜间睡眠的质量，需早期培养良好的睡眠习惯。婴儿睡前应避免过度兴奋，睡眠时光线可稍暗，但不需过分安静。

（4）牙齿：4~10 个月开始有乳牙萌出，婴儿可有不舒适的表现，可正确指导家长用软布（或婴儿指套牙刷）清洁牙齿和口腔，促进婴儿的舒适度。

（5）活动：家长应每日带婴儿到户外活动，多进行空气浴和日光浴，以增强体质和预防佝偻病的发生。

（6）大小便训练：3 个月以上的婴儿可以练习把尿，会坐后可训练坐盆，坐盆时不要分散婴儿的注意力。训练大小便习惯期间，宜选用易穿脱的裤子。

3.预防疾病和意外

婴儿对传染病普遍易感，必须严格按照免疫程序完成基础免疫。加强体格锻炼，增强免疫能力，减少发生感染的机会。定期为婴儿进行体格检查，监测生长发育状况，以便及早发现问题。婴儿常见的意外事故有异物吸入、窒息、中毒、跌伤、溺水等，应告知家长特别做好看护工作，预防意外的发生。

4.早期教育

（1）视听训练：为了使婴儿的视、听觉及早发展，可在婴儿的床头悬挂色彩鲜艳、能发声、能转动的玩具或实物，逗引婴儿注意；也可让婴儿多听悦耳的音乐，给婴儿快乐的刺激和满足。家人经常对婴儿说话、唱歌，让婴儿学会分辨声音，用温柔的语调鼓励、赞许，用严厉的声音表示批评和禁止。随着婴儿动作的发展，活动范围的加大，引导其观察周围的事物，增强对外界的认知能力。

（2）动作发展：婴儿动作的发展反映其神经系统的健全和发育程度，因此必须加强动作训练，家长应为婴儿提供安全、适宜的运动空间和机会。2个月时，婴儿开始做空腹俯卧，婴儿的视野也随着抬头逐渐扩大；3~6个月，婴儿开始注意自己的小手，应通过玩具锻炼抓握能力；7~9个月，训练爬行动作，同时开始练习坐、立、迈步；10~12个月，鼓励婴儿学习走路。

（3）语言发展：语言的发展是一个连贯有序的过程，分发音、理解和表达3个阶段。婴儿出生后家长要利用一切机会引逗发声，引导其把语言和日常生活中的人、事物及动作联系起来，逐渐培养其按要求做简单动作，理解语言、模仿发音和简单表达语言的习惯。

四、幼儿的特点及保健

（一）幼儿的特点

儿童在幼儿期的生长发育速度较婴儿期缓慢，但神经系统的发育迅速。此时随着感知能力和自我意识的发展，幼儿对周围环境的好奇心强，乐于模仿；行走和语言能力逐渐增强，活动范围变广，接触外界的机会变多，在促进幼儿心理发育的同时也增加了接触危险和发生感染的机会。

（二）幼儿期保健重点

1.合理膳食

幼儿时期发育速度仍然较快，应注意供给足够的能量和优质蛋白质，保证各种营养素均衡、充足。18个月左右的幼儿容易出现生理性厌食，表现出对食物缺乏兴趣或偏食，应指导家长掌握合理的喂养方法和技巧。2.5岁以前的幼儿由于乳牙未出全，且消化功能和咀嚼能力不足，食物制作上应烂、软、碎。此外，还要注意培养幼儿的就餐礼仪和良好的饮食习惯。

2.日常护理

（1）衣着：幼儿穿着应宽松、保暖、轻便，易于穿脱，鼓励幼儿自己穿脱衣服，鞋子应合足、舒适。

（2）睡眠：幼儿一般每晚可睡 10~12 h，白天可睡 1~2 h。幼儿多因缺乏安全感而需玩具陪伴，家长应注意积极引导和鼓励，增强其安全感。

（3）排便：18~24 个月，幼儿的认知发展使他们能够表达便意，具备了训练大小便的生理和心理条件。家长在训练过程中要有耐心，多采用鼓励和赞赏的方式，当幼儿因环境突然改变或有精神压力导致排泄习惯改变时，家长也不要责备、训斥，待诱发因素去除后，排泄习惯自会恢复。大便因较有规律，比小便训练提早完成。3 岁左右的幼儿基本能控制排尿，如 5 岁时仍不能控制则应就医诊断。

3.预防疾病和意外

幼儿期应继续加强预防接种和防病工作，每 3~6 个月为幼儿进行一次健康体检，重点放在营养指导、传染病预防、生长发育监测、预防龋病、筛查视力和听力障碍等方面。意外伤害在幼儿时期的发生率仍较高，要提高家长的防范意识，指导家长采取预防措施。

4.早期教育

（1）生活习惯：培养幼儿养成勤洗澡，勤剪指甲，勤换衣裤，饭前、便后洗手的卫生习惯；不吃不清洁的食物，不随地大小便，不乱扔垃圾等良好习惯。

（2）语言发展：幼儿阶段常表现出强烈的好奇心、求知欲和表现欲，喜欢提问题，学习歌谣、翻看故事书或看动画片等。家长应利用各种机会，合理满足幼儿要求，多与幼儿谈话，鼓励幼儿多说话，表达自己的想法，还可通过游戏、讲故事、唱儿歌、看动画片或幼儿节目等方式增加词汇量，促进语言发育。

（3）动作发展：游戏和玩具可促进幼儿动作的发展，应根据不同的年龄选择合适的游戏方式和玩具种类。在发展大动作和精细动作的同时，还可促进幼儿的思维、想象和注意的能力，家长在游戏中可从旁引导或协助幼儿玩耍，鼓励幼儿独立完成活动，以发展各动作的协调性。

（4）品德教育：教育幼儿学会与他人分享、友爱互助、尊敬长辈、懂谦让、懂礼貌等良好品德。幼儿的模仿能力极强，家长应注意自己的言行，为儿童起到表率作用。教育幼儿应注意公平、公正，对于幼儿已达到的成功要给予肯定和鼓励；对尝试性失败要有耐心和信心；如幼儿违反了反复强调的某些规则，须适当给予惩罚。

5.防治心理问题

违拗、发脾气和破坏性行为是幼儿常见的心理问题，幼儿情绪的控制能力、语言思维能力、解决问题的方式与父母的教养关系密切，父母对待问题时应科学正确对待，有针对性地采取措施，用引导的方法而不是强制的方法处理，尽可能减少幼儿对立情绪的存在。

五、学龄前儿童的特点及保健

（一）学龄前儿童的特点

学龄前儿童体格发育有所减慢，但语言、思维能力进一步加强，神经精神发育仍较迅速，好奇、多问，也是性格形成的关键时期。学龄前儿童的抗病能力虽有所增强，但仍易发生传染病，也因辨识能力不足而易发生意外。此期儿童具有较大的可塑性，应加强早期教育，培养其独立生活的能力和良好的道德品质；加强体格锻炼，强健体魄，防止意外和疾病的发生。

（二）学龄前期保健重点

1.合理营养

学龄前儿童的饮食已接近成人，饮食要多样化，粗细搭配，荤素搭配，保证营养素的均衡摄入。培养儿童良好的进餐习惯，家长可利用学龄前儿童参与食品制作的机会向儿童讲解营养知识和食品卫生知识。

2.日常护理

（1）自理行为：学龄前儿童已有部分自理能力，如进食、洗漱、穿衣、如厕等，但其动作仍不够熟练，常需大人协助，家长应给予儿童鼓励，使他们更独立。

（2）活动：学龄前儿童行动较为活跃，家长可通过"三浴"（空气浴、水浴、日光浴）进行体格锻炼。

（3）睡眠：学龄前儿童每日睡眠 11~12 h，此期儿童思维发展迅速，想象力丰富，常因怕黑、做噩梦而不敢独睡，常需家长陪伴。入睡前可做一些轻松、愉快的活动，不讲让儿童紧张的故事，可在卧室点微亮的灯光，减轻儿童的紧张、恐惧情绪。

3.预防疾病和意外

每年进行 1~2 次健康体检和体格测量，继续监测生长发育，全程完成计划免疫。通过游戏与体育锻炼增强体质，降低感染疾病的机会。儿童家庭及儿童集体机构应重视意外伤害的防护工作，危险物品要放置在儿童不可触及的地方，还可通过对学龄前儿童进行安全宣教，采取相应措施来预防意外伤害的发生。

4.早期教育

学龄前儿童的教育应结合愉快的游戏来进行，有意识地引导儿童参与智力游戏。加强学前教育，培养良好的品德和性格；对记忆和思维的训练应结合日常生活，让儿童在不知不觉中记住他们感兴趣的事物。

六、学龄期儿童的特点及保健

（一）学龄期儿童的特点

学龄期儿童除生殖系统外大部分器官已发育成熟，特别是大脑的功能更趋完善，对事物有一定的分析和理解能力，是接受文化教育的关键期，也是心理发展的转折期。学龄期儿童的抵抗能力已较强，感染疾病的概率减少，但应注意口腔卫生和用眼卫生，以及良好的坐、立、行等生活习惯的养成。

（二）学龄期保健重点

1.合理营养

学龄期儿童的饮食应充足而均衡，满足其生长发育的需要。重视早餐和课间餐，以保证体格发育，保持精力充沛。家长可让儿童参与制订食谱，与儿童共同学习营养相关知识，不偏食、不挑食，帮助学龄期儿童养成良好的饮食习惯。

2.日常护理

学龄期儿童基本能生活自理，家长需从旁协助或督促良好习惯的建立。每日应有户外活动和体格锻炼，如游戏活动、体育锻炼、适量劳动、课间操等均可增强体质，促进身体发育。6~7岁的儿童每日的睡眠时间为10~12 h，7岁以上儿童睡眠时间为9~10 h。

3.预防疾病和意外

每年体格检查一次，按时预防接种，预防传染病。培养良好的睡眠习惯，保证身体健康、精力充沛。保持口腔卫生，预防龋病；注意用眼卫生，读书、写字时光线要充足，姿势要正确，长时间用眼应远眺以缓解视力疲劳，积极开展眼保健操活动。养成良好的坐、立、行姿势，避免影响胸廓发育和骨骼畸形。对学龄期儿童开展交通安全和意外防范的宣传教育，使其远离车祸、溺水、骨折等意外事故。

4.早期教育

加强品德教育，培养良好的个性和生活习惯。加强素质教育和科学文化教育，引导儿童阅读书籍，鼓励积极的兴趣爱好，促进儿童健康、全面发展。

七、青春期儿童或青少年的特点及保健

（一）青春期儿童或青少年的特点

青春期儿童或青少年的生长发育在性激素的作用下明显加快，体重、身高增长迅速，出现第二个生长高峰期，第二性征也逐渐显著。一方面虽然身体的生长发育趋于成熟，但神经内分泌调节却不够稳定，心理水平尚处于过渡期，易引起心理、行为、精神等方面的不稳定；另一方面，青春期少年与社会接触的机会增多，思维方式不够成熟，社会经验欠缺，使其容易出现心理冲突和矛盾。

（二）青春期保健重点

1.合理营养

青春期少年体格生长发育极为迅速，是生长发育的第二个高峰期，此时的活动量加大，对营养的需求成倍增加，特别是对蛋白质、铁、钙、锌等元素需求大增。但青少年的行为已经独立，加之对个人形象开始注重，有时会控制饮食，进而增加了营养障碍性疾病的可能，严重影响身体健康。少年儿童、家长、学校及保健人员应掌握营养常识，帮助青少年科学膳食，保持良好的饮食习惯。

2.日常护理

良好的卫生习惯、充足的睡眠、适当的体格锻炼对青少年的健康成长十分重要。

（1）清洁卫生：做好少女的经期指导，避免受凉、剧烈运动和重体力劳动，生活规律，注意会阴部卫生，避免坐浴等。

（2）睡眠：青少年要养成睡眠的好习惯，保证充足的睡眠，以满足体格生长发育的需求。

（3）生活方式：在社会不良因素的影响下青少年容易染上不良习惯，应加强正面教育，引导青少年对自己的习惯和健康负责，帮助其养成良好的生活习惯。

3.预防疾病和意外

积极防治青春期疾病，如龋病、肥胖、营养不良、近视、结核、月经不调、痤疮等。意外伤害是青少年致死、致伤、致残的主要原因，伤害因素有个人因素和环境因素，故应进行安全教育。家庭、学校和社会应共同努力，积极采取措施，防止意外伤害。

4.性教育

性教育是青春期教育的主要内容，学校可通过健康宣教、卫生保健课程等方式对其进行教育，包括生殖器的结构与功能、第二性征、月经和遗精、妊娠、性传播疾病等知识，以消除青少年对性的困惑。提倡男、女同学之间的正常交往，抵制黄色书刊、录像、网站的恶性影响，对其不良行为给予正面引导。用科学的方法与态度对青少年进行性教育，消除此时对性的好奇心与神秘感。

（胡　蓉）

第二节　社区、集体机构儿童保健

一、社区儿童保健

社区以家庭为基本单位，而占全国人口 1/3 的儿童是家庭中的重要成员，他们的身心健康关系家庭乃至社会的稳定、全民族素质的提高。儿童卫生和保健工作已从传统的生物医学模式向现代的生物—心理—社会医学模式转变，尤其是大城市儿童保健服务的需求发生了显著的变化，人们迫切需要良好而全面的保健服务。

儿童保健的工作对象是从胎儿到青春期的儿童、青少年，由于婴幼儿时期是出生后最脆弱的时期，因此儿童保健的重点工作对象是 7 岁以下的儿童，由于社区儿童保健具有社区需求的差异，还受到地理、民族、文化、经济等方面的影响，因而工作内容也会存在一定差异，具体工作还需根据各地差异做相应的调整。社区儿童保健工作的主要内容如下。

1.建立儿童保健网络系统

定期收集本地区儿童健康资料、建立本地区儿童健康档案数据库有助于分析儿童的总体生长发育水平和常见疾病的病死率、发病率，发现影响本地区儿童健康的主要因素，为本地区政府制定相关政策提供依据。

2.促进社区儿童健康，降低儿童患病率

（1）生长发育监测：生长发育监测是儿童保健工作最基本的内容。我国 7 岁以下儿童的生长发育监测采用 4：2：1 的模式，即出生 1 年内每 3 个月随访一次，生后第 2 年每半年随访一次，此后每年随访一次直至 7 岁，监测指标包括体重、身高（身长）、头围等，可以观察儿童生长速度，筛查、管理发育异常的高危儿童。

（2）倡导母乳喂养，提供营养指导：母乳是婴儿最适宜的食物，同时有利于增强婴儿的免疫力，因而社区儿童保健人员要大力提倡母乳喂养，为婴儿母亲提供喂养指导。除喂养问题外，家长还面临许多其他营养问题，包括辅食添加、营养素的科学搭配等。儿童保健人员应通过生长监测和营养评估，根据儿童的饮食习惯以及营养状况制订适宜的喂养方案，帮助家长实现喂养方式的顺利过渡。

（3）免疫接种的实施：免疫接种是减少群体发病率、提高儿童群体健康水平的有效手段。社区儿童保健机构应当根据辖区接种对象的数量，合理安排接种门诊。通过多种渠道全面掌握接种对象情况，对接种对象及时建立接种卡、接种簿与接种证。及时预约接种对象，并宣传免疫接种知识。同时要做好疫苗领发登记，疫苗的运输、储存和使用均须按照冷链要求操作。

（4）疾病的防治："预防为主、防治结合"是儿童保健的原则。定期体检有助于早期发现儿童人群存在的健康问题，及早干预，减少患病率和病死率。肺炎是我国 7 岁以下儿童死亡的第一位原因，腹泻则是导致儿童营养不良的主要原因，如何有效地降低儿童肺炎和腹泻的发病率，对高危群体加强健康教育、提高其防病意识是社区儿童保健工作的重要内容。

（5）传染病管理：社区儿童保健人员应及时发现社区内的传染病患儿，加强访视，指导家长采取有效的隔离和消毒措施，教会家长对疾病的认识和护理方法；在社区向儿童家长宣传预防保健知识，防止传染病的传播；及时填报传染病疫情报告卡。

（6）提供心理行为发育咨询：婴幼儿期的心理行为发育包括感知觉发育、运动发育、语言发育和个人—社会能力发育 4 个部分，它们的发育和以后认知、智能和心理的发育密切相关。社区儿童保健人员应指导家长掌握适合儿童年龄和行为发育水平的早期教育方式，及时纠正存在的误区，通过渗透于日常生活中的教育给儿童一个良好的生命开端，为他们日后独自面对社会打下坚实的身体和心理基础。

（7）口腔、眼和耳保健：随着生活方式的改变和生活水平的提高，人们对儿童健康问题的关注不只是肺炎、腹泻等常见病，同时还包括龋病、近视、弱视、听力障碍等。因此，儿童保健工作者应提高对这些方面的重视，加强宣传教育，提倡预防为主，开展早期筛查，以便早发现、早干预。

（8）创建利于儿童健康成长的环境：儿童是最脆弱、最易受伤的群体，因此儿童保健工作者应和社会、家长联手为儿童创建一个安全、健康和幸福的成长环境。呼吁社会重视卫生环境，改变陈规陋习，合理避免儿童意外伤害。

3.加强健康教育

增强社会和家长对儿童保健工作的重视，健康教育是传播保健知识和技术、消除危害因素、预防疾病和促进健康的重要途径。社区儿童保健人员应大力开展对婴幼儿家长的健康教育，使他们了解婴幼儿保健的重要性，从被动接受婴幼儿健康体检，到主动带婴幼儿去医疗保健机构健康体检。健康教育工作应贯穿在儿童保健工作的整个过程，并采取多种形式，包括语言教育、书面教育、视频教育、课堂教育等。最有效、最直接的方式为医务人员和家长面对面的交流和沟通，向家长发放宣传资料或育儿指导书、播放电视录制节目、举办育儿讲堂、营养咨询活动等均是比较好的宣教方法。

二、集体机构儿童

进入托儿所、幼儿园（简称托幼机构）集居的儿童称为集体机构儿童，托儿所是收托 3 岁以内幼儿的集体机构，幼儿园是招收 3 岁以上儿童的集体机构。托幼机构的儿童在集居条件下生活，彼此接触机会增多，一旦发生急性传染病会很快蔓延到全班，甚至全园（所）。针对这一特点，必须做好集体儿童卫生保健工作，保证儿童身心健康。

（一）集体儿童机构保健工作的任务

（1）建立合理的生活制度，培养儿童良好的生活习惯，促进身心健康发展。

（2）为儿童提供合理的膳食营养，满足其生长发育需要的同时，防止各种营养性疾病的发生。

（3）建立定期健康检查制度，监测儿童生长发育状况，发现问题及时处理。

（4）严格执行计划免疫工作，预防传染病的发生，做好传染病的管理。

（5）开展适宜的体格锻炼，提高机体免疫力。

（6）制订安全防护措施，保障儿童安全，防止意外事故发生。

（7）根据儿童特点选择适合其身心健康发展的玩具和教具。

（8）做好环境卫生和个人卫生工作，为幼儿营造安全、舒适、优美的环境。

（二）集体儿童机构保健的内容和方法

1.合理安排生活

根据儿童的特点，合理安排幼儿的生活作息，保护儿童正常发育、促进儿童身心健康、培养良好生活习惯，在制定制度时，应考虑儿童的生理、心理特点及季节交替的规律等，恰当安排儿童进食、游戏、睡眠等，掌握保教结合、动静交替、灵活多变等原则。

2.加强膳食管理

儿童营养管理是托幼机构卫生保健工作的重要内容。营养是保证儿童正常生长发育和身心健康的重要因素，良好的营养可促进体格生长和智力发育，而营养不足则可导致生长迟缓、体重不增，甚至发生营养障碍和缺乏。因此，托幼机构应根据儿童对营养素的生理需要，合理安排儿童的营养膳食。

保健人员应科学、合理地制订膳食计划，根据营养需求编制食谱；多用蒸、煮、炒等烹调方法，尽量不用煎、炸、烤，以减少食物中营养的丢失；注意食物的色、香、味，使食物适合儿童的口味，便于消化和吸收。

3.加强体格锻炼

儿童体质的强弱虽受先天因素的影响，但后天的营养与锻炼也很重要，因而集体儿童机构应重视儿童的体格锻炼，正确利用空气、日光和水等自然因素，积极开展户外活动。保健人员应根据儿童的年龄特点制订体格锻炼计划，每日有计划地组织儿童进行体格锻炼，保证儿童适宜的运动量和运动密度，提高儿童身体素质。做好运动前的准备工作，加强运动中的保护，避免运动伤害，同时注意观察儿童在运动中的面色、精神状态、呼吸、出汗量等，以及运动后的食欲、睡眠状况，进行体格锻炼效果评估。根据个体差异，对特殊儿童给予重点照顾。有条件的托幼机构可进行3~6岁儿童的体质测试，了解儿童的体质健康状况，以指导儿童体格锻炼。

4.健全卫生保健制度

（1）入园（所）健康检查：儿童入园（所）前应经具有合法资质医疗卫生机构进行健康检查，经检查证明身体健康且近期内无传染病接触史者方可入园（所）。

（2）入园（所）前家庭访视：保健人员还应对入园（所）儿童的家庭进行访视，了解儿童个性、生活习惯、健康情况等，以便有针对性地做好个体化保健。

（3）定期健康检查：通过对儿童的定期体格检查，全面了解在园（所）儿童的生长发育及健康情况。定期评估儿童体格发育水平，检查有无不利于儿童生长发育的因素，及时加以干预，并矫治体检中发现的疾病及缺点；对体弱儿建立专门档案加强管理，定期健康检查率应＞95%；健康检查次数应根据儿童年龄的大小而定，原则是年龄越小体检次数越多，一般1岁以内每3个月体检1次，1~2岁每6个月体检1次，3岁以上每6个月至1年体检1次。每次按常规进行全面体检，并对儿童健康情况定期进行分析评价。

（4）全日健康观察。

1）晨间检查：托幼机构应做好每日晨间检查。晨检内容包括询问儿童在家有无异常情况，观察精神状况、有无发热和皮肤异常，检查有无携带不安全物品等。发现问题及时处理，晨检应由有经验的卫生保健人员认真执行。

2）全日健康观察：保健人员应对儿童进行全日健康观察，内容包括饮食、睡眠、大小便、精神状况、情绪行为等，并做好观察及处理记录。保健人员每日午、晚间再巡视各班级1次，并向各班保育员和教养员了解儿童的精神、饮食、睡眠、大小便等情况发现患病儿童应尽快与家长联系，及时到医院诊治。

3）掌握儿童缺勤情况：及时了解儿童缺勤原因，如患传染病，则应对接触者及时采取预防措施，接触物要进行彻底消毒处理。

（5）加强卫生与消毒工作。

1）环境卫生：建立健全室内外环境消毒清扫制度，经常保持室内空气流通、阳光充足，保持玩具、图书等物体表面的清洁卫生，保持厕所清洁通风、无异味。

2）个人卫生：儿童专用的茶杯、毛巾、餐巾等应专人专用，按时消毒，培养儿童良好的卫生习惯。

3）预防性消毒：保健人员应定期学习有关消毒、隔离的技术知识，做好托幼机构内消毒隔离及对各班的检查指导。

（6）常见病预防与管理：托幼机构应将儿童常见的呼吸道、消化道及佝偻病等营养缺乏性疾病列为常见病、多发病防治的内容，经常反复呼吸道感染、腹泻的儿童，中度和重度以上营养不良、缺铁性贫血、维生素D缺乏性佝偻病、单纯性肥胖、先天性心脏病、哮喘、癫痫儿童以及早产儿、小样儿，应作为重点管理对象，建立专门档案，加强正常健康观察和保健护理工作，并督促家长及时带患病儿童进行诊治，还应定期开展儿童眼、耳、口腔保健，发现屈光不正、听力障碍、龋病等问题进行登记管理和矫治指导。开展儿童心理卫生保健，对有心理行为问题的儿童可辅助专业人员矫治。

（7）传染病预防与管理：急性传染病在集体儿童机构易引起传播，造成流行。有些传染病还会给儿童的健康和发育遗留不良影响，甚至留下终身残疾。为此，托幼机构应督促家长配合疾病预防控制机构按免疫程序和要求，完成免疫接种工作，应加强传染病的预防和管理，及时了解疫情，采取早预防、早发现、早诊断、早报告、早隔离、早治疗并及时检疫等综合措施，消除或切断流行过程中的传染源、传播途径，及时保护易感儿童。

（殷　琴）

第三节　儿童游戏

一、游戏的功能

1.促进儿童感觉和运动功能的发展

通过捉迷藏、骑车、踢球等游戏，儿童的视觉、听觉、触觉、走、跑、跳等感觉功能及运动能力得到大力发展，动作的协调性越来越好，复杂性越来越高。

2.促进儿童智力的发展

通过游戏，儿童可以学习识别特别的颜色、形状、大小、质地及用途，理解数字的含义；了解空间及时间等抽象概念，增加语言表达能力及技巧，获得解决简单问题的能力。

3.促进儿童的社会化及自我认同

通过一些集体游戏，儿童学会与他人分享，关心集体，认识自己在集体中所处的地位，并能适应自己的社会角色；儿童在游戏中还能测试自己的能力并逐渐调整自己的行为举止，遵守社会所接受的各种行为准则，建立一定的社会关系，并学习解决相应的人际关系问题。婴幼儿还通过游戏探索自己的身体，并把自己与外界环境分开。

4.促进儿童的创造性

在游戏中，儿童可以充分发挥自己的想象，发明新的游戏方法，塑造新的模型，绘制新的图案等。对儿童在游戏过程中的想法或试验经常给予鼓励，将有助于儿童创造性的发展。

5.辅助治疗作用

对于住院患儿，游戏还有一定的治疗作用，游戏可让患儿发泄不良情绪，缓解紧张心理，减轻压力。

二、不同年龄阶段游戏的特点

1.婴儿期

以单独性游戏为主。婴儿自己的身体往往就是他们游戏的主要内容，玩手脚、翻身、爬行和学步等身体动作带给他们极大的乐趣，他们喜欢用眼、口、手来探索陌生事物，对一些颜色鲜艳、能发出声响的玩具感兴趣。

2.幼儿期

以平行性游戏为主，即幼儿与其他小朋友一起玩，但一般没有联合或合作性行动，主要是自己独自玩耍。

3.学龄前期

多为联合性或合作性游戏，许多儿童共同参与一个游戏，彼此能交换意见并相互影响。这个时期儿童想象力非常丰富，模仿性强，复杂性和技巧性明显增强。

4.学龄期

以竞赛性游戏为主。儿童在游戏中制订一些规则，彼此遵守，并进行角色分工，以完成某个目标。此期儿童游戏的竞争性和合作性高度发展。

5.青春期

青少年游戏因性别不同有较大的差异。女孩一般对社交活动感兴趣，男孩则喜欢运动中的竞争及胜利感，对机械和电器装置感兴趣。

（张周静）

第四节　儿童体格锻炼

儿童体质的好坏，不仅取决于先天因素，而且受后天营养和锻炼的影响。科学的体格锻炼是利用自然因素（空气、日光、水）和体育、游戏活动来促进儿童生长发育和促进健康的积极措施。从小进行体格锻炼不仅能增强体质，提高儿童体力及智力的负荷能力，还有利于体、智、德、美全面发展，促进良好的个性形成。不同年龄段儿童的体格锻炼是多种多样的，应根据其生理解剖特点适当安排锻炼内容、运动量、环境和辅助用具等。

一、户外活动

户外活动在一年四季均可进行，不但增强儿童的体温调节能力，还可促进儿童的生长，同时预防佝偻病的发生。婴儿出生后应尽早进行户外活动，时间可由每次 10 min 逐渐延长，安排户外活动时应注意天气变化。

二、皮肤锻炼

1.婴儿抚触

抚触可从新生儿期开始，通过抚触可刺激皮肤，益于婴儿循环、呼吸、消化功能和肌肉组织的发育；父母在抚触中还可增进与婴儿的情感交流。

2.水浴

水浴是利用身体表面和水的温差来锻炼身体，使皮肤血管收缩或舒张，以促进机体血液循环、新陈代谢与体温调节。不同年龄与体质的儿童可选择不同的水浴方法，具体如下。

（1）温水浴：温水浴可提高儿童皮肤适应冷、热变化的能力，促进新陈代谢，增加食欲。温水浴适用于婴儿，出生后即可做半身温水浴。脐带脱落后，即可进行全身温水浴。要求室温控制在 20~22 ℃，水温在 35~37 ℃，浸浴时水量以婴儿半卧位时锁骨以下浸入水中为宜，每日 1~2 次，每次浸浴时间不超过 5 min。浴后要立即擦干水，注意保暖。

（2）擦浴：擦浴适应于 7 个月以上的婴儿。最初水温为 32~33 ℃，待婴儿适应后水温可逐渐下降，幼儿期可降到 26 ℃，学龄前儿童可降到 20~22 ℃。擦浴宜在清晨进行，室温不宜低于 18 ℃。方法是先用半拧干的湿毛巾在婴儿四肢按向心性擦浴，擦干后再用干毛巾擦至微红。擦浴后使婴儿静卧 10~15 min，以免疲劳。

（3）淋浴：淋浴是刺激较强烈的锻炼方法，适用于 3 岁以上的儿童。利用水的温度和水的机械力量，每日 1 次，依上肢、胸背、下肢的顺序冲淋，不可冲头部，冲洗动作要快，时间 20~40 s；冲淋完毕马上用干毛巾擦干，使全身皮肤轻度发红。水温开始为 35~36 ℃，以后逐渐降至 26~28 ℃，年长儿可降至 24~26 ℃。

（4）游泳：有条件者可在成人监护下从小锻炼，游泳除了温度及大量的水压作用外，还有日光和风的作用，同时还伴有较强的体育活动，因而是一种良好的锻炼方法。由于运动量较大，必须在已适应冲淋、日光和风的作用之后才开始游泳，游泳的水温不低于 25 ℃，游泳前先用冷水浸湿头部和胸部，再全身浸入水中，出水后立即擦干，不可在空腹或饱食后立即游泳。

3.空气浴

空气浴主要利用气温和人体皮肤表面温度之间的差异对机体形成刺激。气温越低，作用时间越长，刺激强度就越大。空气浴可根据地域和季节进行安排，要从夏季开始过渡到冬季，先从室内开始过渡到室外。锻炼每日 1~2 次，开始时每次 2~3 min，以后可逐渐延长至夏季每次 2~3 h，冬季每日 25~30 min。开始锻炼时气温要在 20~24 ℃，以后每隔 4~5 d 下降 1 ℃，体弱儿气温不可低于 15 ℃。空气浴可结合游戏或体育活动进行，随时观察儿童反应，遇有寒战感觉时停止，如遇大风、天气过热、过冷、气候剧烈变化，锻炼不宜进行。

4.日光浴

日光中有紫外线和红外线。日光中的红外线照到皮肤，可使皮肤感到温暖，周围血管扩张，血液循环加快，对心肺功能起到有益的作用。紫外线照到皮肤，可将皮肤内的 7-脱氢胆固醇转变成维生素 D，有预防佝偻病的作用；适量的紫外线还可使全身功能活跃且循环加速，并能刺激骨髓制造红细胞，防治贫血；此外，尚有杀菌、消毒作用。日光浴适用于 1 岁以上的儿童，冬季可在中午，其他季节可在上午或下午阳光不太强的时候进行。日光浴的场所应空气流通而无强风，冬季注意保暖，夏季避免阳光直射。开始时每次可照 30 s，以后每隔 2 d 增加 1 min，年长儿可渐增到 20~30 min，日光浴后应给儿童擦身或进行淋浴，然后穿好衣服在阴凉处休息，及时补充水分，儿童若出现汗多、脉搏增快、虚弱、暴躁、不眠等，应停止锻炼。

三、体育运动

体育运动是根据不同年龄采取不同体操及体育活动以进行锻炼。婴儿可做被动操、被动操、竹竿操；幼儿可做模仿操、徒手操、广播操、各种律动和健美操等。

1.体操

体操不仅能够促进骨骼和肌肉的生长，还能增强呼吸和循环功能，从而达到增强体质、预防疾病的目的。

（1）婴儿被动操：适用于 2~6 个月的婴儿，婴儿可在成人的帮助下进行四肢屈伸运动，每日 1~2 次。

（2）婴儿主动操：7~12 个月的婴儿可在成人的扶持下做部分动作，主动操可扩大婴儿的视野，促进智力的发展。

（3）幼儿体操：12~18 个月的婴幼儿在成人的帮助下进行有节奏的活动，如竹竿操，每日 1~2 次。模仿操适用于 18~36 个月的婴幼儿，可配合儿歌或音乐进行。

（4）儿童体操：3~6 岁的儿童可进行广播体操和健美操，有益于骨骼的发育。

2.田径及球类运动

年长儿可利用器械进行体格锻炼，还可参加各种田径和球类活动，托幼机构可组织小型体育课进行体格锻炼。

（张周静）

第五节　儿童意外伤害

意外伤害又称意外事故，是指因各种意外而引起的人体损伤，该问题已成为威胁儿童健康和生命的主要问题，也是儿童、青少年的第一死因，儿童由于认知能力有限，对危险物品缺乏足够的认识，当身边存在危险物品时，儿童会在好奇心的驱使下，接近危险，造成意外伤害。窒息、气管异物、中毒、外伤、溺水、交通事故、摔落等都属于儿童常见意外伤害的范围。

意外伤害是 14 岁以下儿童的第一位死因，不同的地区和国家之间，儿童伤害的分布存在较大的差异。中、低等收入国家或地区的伤害致死率明显高于高等收入国家或地区；由于我国地域辽阔，南北方环境的不同，各地区儿童意外伤害发生率存在明显的差别。

一、窒息与异物进入机体

1.常见原因

窒息是 1~3 个月婴儿较常见的意外事故，其原因可能是包裹过严、衣被不慎盖在脸上，或与大人同床，熟睡后误将身体或被子捂住婴儿面部；婴儿发生溢奶，如未及时发现也可造成误入气管引起窒息。婴幼儿窒息则常因儿童在无大人看护下匆忙吸食果冻类食物，导致不易溶化的果冻类食物呛入喉内，堵塞气管，引起呼吸困难；如果儿童进食时哭吵、打闹或大笑，也易将食物吸入呼吸道而引起窒息；喂药方法不当也可引起窒息。由于婴幼儿的好奇心重，在玩耍时可能会将一些小物品如豆类、小玩具、硬币及纽扣等塞入鼻腔、外耳道或放入口腔，从而引起鼻腔、外耳道及口腔异物。

2.预防措施

（1）婴幼儿应与母亲分床睡眠，床上无异物，看护人对易发生意外事故的情况应有预见性。

（2）创造一个舒适的用餐环境，进食或喂水时不引起孩子大哭或大笑，不随意责骂孩子，不嬉笑游戏，不强行喂食。

（3）养成良好的饮食习惯，细嚼慢咽，不食用带壳、带刺、带核的食物；吃果冻、汤圆等食物时需有大人监护，尽量用勺，不要吸食。

（4）给儿童喂药时，不要强行捏鼻子灌药，可把药片溶于水中再喂，尽量选择滴剂等儿童专用剂型。

（5）在孩子活动区以及孩子能拿到的地方不放小零件、小物品及小玩具。

二、中毒

1.常见原因

食物不洁可引起不同年龄阶段的儿童中毒，幼儿期以误服药物或毒物为主，学龄前期以服食有毒食物为主，冬季多发生一氧化碳中毒，是 5 岁以内儿童意外死亡的主要原因，在 2 岁左右发生率最高，其次是 1 岁左右。幼儿会爬以后，活动范围加大，中毒的危险时刻存在，常见的中毒包括食物中毒、有毒动植物中毒、药物中毒、化学药品中毒等。

2.预防措施

（1）保证儿童食物的清洁和新鲜，防止食物在运输、储备、制作过程中所致的食物中毒；腐败、过期的食品坚决不可食用，蔬菜、水果洗净后食用。

（2）教育儿童勿随便触及植物和野果，避免误食有毒植物；不在家中种养有毒植物。

（3）口服药物、日常使用的灭鼠等毒物、厨房和卫生间的化学制品应放置在儿童不能触及的地方。家长喂药前认真核对标签，对变质及标识不清的药物禁止服用；成人使用的药物需妥善保管。

（4）冬季室内使用煤炉应注意通风，定时检查管道，避免一氧化碳中毒。

（5）教育儿童养成勤洗手的习惯，注意个人卫生，定期清洗玩具和用具，积极防止各种原因导致的儿童铅中毒。

三、外伤

1.常见原因

随着运动系统的发育，儿童已能接触到危险物，但由于认知能力有限，家长对危险物及危险行为的认识不足等导致外伤出现。常见的外伤有骨折、关节脱位、烧伤及电击等。

2.预防措施

（1）婴幼儿家中的窗户、阳台和睡床应有防护栏，防止发生坠床或跌伤。

（2）家中家具的边缘最好是圆角，以减少碰伤。

（3）儿童应远离厨房，避免热水、热油、蒸汽等烫伤，所有热源应在儿童不能触碰的位置；给婴幼儿洗漱、洗澡时先加冷水再加热水；指导家长正确使用热水袋，以免烫伤儿童。

（4）室内电器、电源应有安全保护装置，以免触电。

（5）室内不宜存放易燃易爆的危险品，教育儿童不要触摸玻璃器皿、尖锐利器，不要随意玩火等。

（6）儿童玩游戏时，家长应在旁边监护，儿童玩具定期检查，大型游戏设施应及时维修；儿童活动的环境应保障安全、清洁、舒适。

（7）减少家长的危险行为，如不要做拉拽婴幼儿上肢、颈部等危险动作。

四、溺水及交通事故

1.常见原因

儿童会走以后能到达一些危险的地方，当因好奇而倾斜身体时，小儿的头大、力量有限、协调能力差，无法识别水的危险性，溺水就较为常见。交通事故是 1~4 岁儿童意外伤害的常见原因之一，如乘车时不系安全带、不能估计汽车的速度、反应能力不足等。

2.预防措施

（1）教育儿童不可去池塘、江边等水区玩耍或游泳，婴儿不可单独留在洗澡盆中。

（2）对儿童进行安全知识教育，识别交通信号灯，遵守交通规则，不在马路上玩耍，过马路时走人行横道。

（3）较小儿童不允许在马路上骑车，年长儿童骑车应戴头盔保护，坐车时不将头、手伸出窗外，按要求系好安全带。

（4）在校园、居住区、儿童集体机构和游戏场所周围应严格限制车速，遵章行驶。

（高成洪）

第六节 儿童计划免疫

儿童计划免疫是根据免疫学原理、儿童的免疫特点和传染病疫情的监测情况制订的免疫程序，是有计划、有目的地将生物制品接种到儿童体内，以确保儿童获得可靠的抵抗疾病的能力，从而达到预防、控制乃至消灭相应传染病的目的。预防接种是计划免疫的核心内容，因婴幼儿对各种传染病都具有易感性，故计划免疫中基础免疫从婴儿期开始实施。

一、免疫方式及常用制剂

婴儿出生6个月后，从母体获得的抗体逐渐消失，对各种传染病都易感染。为使易感人群获得更好的免疫力，需按计划安排接种对象与时间，实施科学接种。

（一）主动免疫及常用制剂

主动免疫指给易感者接种特异性抗原，刺激机体产生特异性抗体，从而产生相应的免疫能力。主动免疫的特点是起效慢、作用时间长，主动免疫制剂在接种后需经过一段时间才能产生抗体，一般可维持1~5年，故基础免疫完成后还要适时加强免疫，以更好地巩固免疫效果。主动免疫常用制剂有灭活疫苗、减毒活疫苗、类毒素疫苗、组分疫苗及基因工程疫苗。

（二）被动免疫及常用制剂

被动免疫指未接受主动免疫的易感者在接触传染源后，被给予相应的抗体，而立即获得免疫力。其特点是起效快，但作用时间短，被动免疫产生的抗体在机体停留的时间较为短暂，一般为1周，主要用于紧急预防和治疗。被动免疫常用制剂包括特异性免疫球蛋白、抗毒素、抗血清等。

二、免疫程序

免疫程序是指接种菌苗或疫苗的先后顺序及要求。按照计划基础免疫要求，儿童在1岁内必须完成卡介苗、脊髓灰质炎疫苗、百白破疫苗、麻疹疫苗、乙肝疫苗的接种。扩大免疫规划要求在原来的计划免疫基础上，以无细胞百白破疫苗替代百白破疫苗，将甲肝疫苗、流脑疫苗、乙脑疫苗、麻腮风疫苗纳入国家免疫规划，对适龄儿童进行接种。

1.卡介苗

卡介苗为减毒活疫苗，用于预防结核病。新生儿出生 24 h 后即可接种，2 个月以上儿童接种前应做结核菌素试验，阴性反应者可接种卡介苗，阳性反应者不能接种。接种卡介苗 2 周左右可出现局部红肿，6~8 周显现结核菌素试验阳性，8~12 周后结痂。如出现化脓，形成小溃疡、腋下淋巴结肿大，可局部处理以防感染扩散。

2.乙型肝炎疫苗

此疫苗为预防乙型肝炎病毒感染的一种基因工程疫苗，还可用于阻断母婴传播。接种疫苗者 HBV 标志必须阴性，如 HBV 标志阳性，表明已有过 HBV 感染，接种意义不大。接种程序按"0、1、6"顺序皮下注射，即第一针在新生儿出生后 24 h 内注射，第 2、第 3 针分别在婴儿满月和 6 个月时注射。乙肝疫苗引起的不良反应很少，个别儿童可有低热或局部轻度红肿、疼痛，一般可不予处理。

3.百白破混合制剂

百白破混合制剂属多联多价疫苗，主要用于预防婴幼儿百日咳、白喉及破伤风，在使用前要充分摇匀。学龄儿童的加强免疫不再使用百白破，而使用白破二联类毒素或其单价制品，因 4 岁后幼儿患百日咳的机会减少。破伤风类毒素和白喉类毒素为吸附制剂，即在制品中加入磷酸铝或氢氧化铝等吸附剂，使其吸收慢，刺激时间长，免疫效果好。但要注意注射间隔期。

4.脊髓灰质炎减毒活疫苗

糖丸为减毒活疫苗，我国服用的糖丸为白色I、II、III型混合疫苗糖丸。在保存、运输及使用过程中须冷藏（0 ℃以下），服用时应用凉开水送服或直接含服，以防疫苗失活，影响免疫效果，疫苗接种后，极少数婴儿可出现低热、腹泻，一般都能自愈。

5.麻疹减毒活疫苗

此疫苗为橘红色透明液体或干燥制剂，未加防腐剂，且耐热差。因此，抽吸后放置时间不可超过 0.5 h，如发现颜色变黄（有杂菌生长）、变紫（安瓿有裂痕）、浑浊或有絮状物，则不能使用。接种对象为出生 8 个月以上未患过麻疹的儿童。接种后一般无局部反应，少数儿童可出现一过性低热，轻微麻疹或伴有淋巴结的肿大，多可自愈，不需特殊处理。

6.流行性乙型脑炎疫苗

流行地区 1~10 岁幼儿为本疫苗接种主要对象，应在流行季节前 1 个月完成接种。疫苗接种后一般无严重的局部反应和全身反应。个别儿童出现局部红晕、低热，少见过敏反应。一般可自行恢复，必要时再对症处理即可。

三、预防接种的注意事项

（一）严格掌握禁忌证

（1）有过敏史、急性传染病接触史（未过检疫期者）。

（2）有自身免疫性疾病、免疫缺陷者。

（3）患有活动性肺结核、严重的心脏及肝肾疾病、皮肤病者。

（4）在接受免疫抑制剂治疗期间，应推迟常规的预防接种。

（5）发热或腹泻的儿童，严禁服用脊髓灰质炎活疫苗糖丸。

（6）有癫痫或惊厥史的儿童，禁用百日咳菌苗。

（7）近1个月内注射丙种球蛋白者，不能接种活疫苗。

（8）有过敏史者慎用动物血清制品。

（9）注意各种制剂的特殊禁忌证，按使用说明进行接种。

（二）注意事项

1.环境准备

接种场所应光线明亮、空气流通、温度适宜，接种用品与急救物品摆放整齐有序。

2.心理准备

做好宣传、解释工作，消除家长及儿童的紧张、恐惧心理，取得其配合；另外，接种不宜在空腹时进行，以免晕针。

3.严格执行免疫程序

掌握接种的剂量、次数、间隔时间和不同疫苗的联合免疫方案。

4.严格执行查对制度

认真核对接种者姓名、年龄，询问有无病史及传染病接触史，严格掌握禁忌证，严格核对接种制品。

5.严格执行无菌操作原则

做到一人、一针、一管，以免交叉感染；抽吸后如有剩余药液需用无菌纱布覆盖，空气中放置不能超过 2 h；接种后剩余药液应废弃，活疫苗应烧毁；接种活疫苗时，只用75%乙醇消毒，以免影响接种效果。

按规定完成全程免疫和加强免疫，及时记录及预约，避免重种、漏种，未接种者应注明原因，必要时进行补种。交代接种后的注意事项及处理措施。

四、预防接种的一般反应

一般反应又分为局部反应和全身反应。

1.局部反应

接种后 24 h 内，注射部位会出现红、肿、热、痛，有时还伴有局部淋巴结肿大或淋巴管炎。红晕直径在 2.5 cm 以下为弱反应，2.6~5 cm 为中等反应，5 cm 以上为强反应。局部反应一般持续 2~3 d。如接种活疫苗，则局部反应出现较晚，持续时间较长。多数儿童的局部反应轻微，无须特殊处理；反应较重时，可用清洁毛巾热敷；如局部红肿继续扩大，应到医院就诊。

2.全身反应

一般于接种后 24 h 内出现不同程度的体温升高，多为中、低度发热，持续 1~2 d。体温 37.5 ℃ 以下为弱反应，体温 37.5~38.5 ℃；为中等反应，体温 38.6 ℃ 以上为强反应。还常伴有头晕、恶心、呕吐、腹泻、全身不适等反应。轻微的全身反应一般无须特殊处理，适当休息，多饮水；如高热持续不退，应立即到医院就诊。

（高成洪）

参考文献

[1]钟永成.临床中医儿科诊疗思维实践[M].天津：天津科学技术出版社，2017.

[2]寻文龙.临床儿科诊疗学[M].北京：科学技术文献出版社，2017.

[3]王怀荣.临床儿科诊疗研究[M].长春：吉林科学技术出版社，2017.

[4]杨新丽.新编临床儿科诊疗研究[M].长春：吉林科学技术出版社，2017.

[5]陈荣寿，杜玲玲，王晓.现代临床儿科诊疗学[M].长春：吉林科学技术出版社，2017.

[6]马敬斌.实用临床儿科诊疗学[M].天津：天津科学技术出版社，2017.

[7]宋华.实用临床儿科诊疗精粹[M].北京：科学技术文献出版社，2017.

[8]谢红，祝玉英，徐丽华.临床妇产科与儿科诊疗技术及护理[M].长春：吉林科学技术出版社，2017.

[9]谭金童，王俊超，杨圣春.现代儿科临床诊疗学[M].武汉：湖北科学技术出版社，2017.

[10]王爱华.儿科临床诊疗及对策[M].北京：科学技术文献出版社，2018.

[11]任为.临床儿科诊疗与儿童保健[M].上海：上海交通大学出版社，2018.

[12]马琴琴.实用儿科诊疗技术与临床实践[M].北京：科学技术文献出版社，2018.

[13]彭彩霞.临床儿科诊疗学[M].长春：吉林科学技术出版社，2018.

[14]赵清.现代临床儿科诊疗学[M].武汉：湖北科学技术出版社，2018.

[15]侯国华.当代临床儿科诊疗常规[M].长春：吉林科学技术出版社，2018.

[16]李建辉.临床妇产科与儿科诊疗及其护理[M].长春：吉林科学技术出版社，2018.

[17]黄晋.实用临床妇产与儿科诊疗学[M].长春：吉林科学技术出版社，2018.

[18]孙荣荣.临床儿科诊疗进展[M].青岛：中国海洋大学出版社，2019.

[19]郑强.实用临床儿科诊疗实践[M].长春：吉林科学技术出版社，2019.

[20]王芳.临床儿科诊疗与护理[M].哈尔滨：黑龙江科学技术出版社，2019.

[21]王英.临床儿科诊疗与康复[M].天津：天津科学技术出版社，2019.

[22]彭嘉恒.儿科诊疗技术和临床应用[M].科学技术文献出版社，2019.

[23]王建兵.当代临床儿科诊疗学[M].吉林科学技术出版社，2019.

[24]高立伟.现代实用临床儿科诊疗精粹[M].科学技术文献出版社，2019.

[25]王蕊.现代临床儿科诊疗新进展[M].北京：科学技术文献出版社，2019.

[26]王苗.儿科疾病临床诊疗[M].长春：吉林科学技术出版社，2019.

[27]于吉聪.临床儿科诊疗进展[M].哈尔滨：黑龙江科学技术出版社，2020.

[28]王健.新编临床儿科诊疗精粹[M].上海：上海交通大学出版社，2020.

[29]刘丽.儿科诊疗技术与临床应用[M].北京：科学技术文献出版社，2020.

[30]杜爱华.儿科诊疗技术与临床实践[M].北京：科学技术文献出版社，2020.

[31]郭燕.临床儿科诊疗思维与实践[M].长春：吉林科学技术出版社，2020.

[32]马丽.新编临床妇产与儿科诊疗实践[M].北京：中国纺织出版社有限公司，2020.

[33]李斌.儿科疾病临床诊疗实践[M].开封：河南大学出版社，2020.

[34]王燕.临床用药与儿科疾病诊疗[M].长春：吉林科学技术出版社，2020.